华西医生谈战胜乙肝"三部曲"
HUAXI YISHENG TAN ZHANSHENG YIGAN "SANBUQU"

护 肝
HUGAN

陈恩强 主编

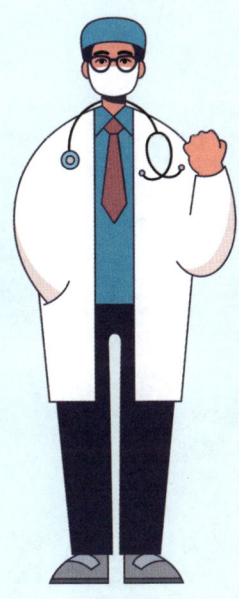

四川科学技术出版社
·成都·

图书在版编目（CIP）数据

华西医生谈战胜乙肝"三部曲". 护肝 / 陈恩强主编. -- 成都：四川科学技术出版社, 2025.5. -- ISBN 978-7-5727-1820-5

Ⅰ. R512.6；R575.2

中国国家版本馆 CIP 数据核字第 202522800U 号

华西医生谈战胜乙肝"三部曲"
护肝

主　编　陈恩强

出 品 人	程佳月	
责任编辑	李　栎	
校　　对	陈金润　尹澜欣	
责任出版	欧晓春	
出版发行	四川科学技术出版社	
地　　址	四川省成都市锦江区三色路238号新华之星A座	
	传真：028-86361756　邮政编码：610023	
成品尺寸	170mm×240mm	
印　　张	7.25　字　数　130千	
印　　刷	成都市金雅迪彩色印刷有限公司	
版　　次	2025年5月第1版	
印　　次	2025年5月第1次印刷	
定　　价	89.00元（全三册）	

ISBN 978-7-5727-1820-5

■ 版权所有　翻印必究 ■

邮购：四川省成都市锦江区三色路238号新华之星A座25层
邮购电话：028-86361770　邮政编码：610023

本书编委会

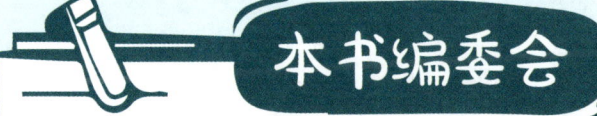

顾　问　宗志勇　雷学忠　唐　红
主　编　陈恩强

编　委（按姓氏音序排列）

陈恩强　四川大学华西医院

何　芳　四川大学华西医院

何　敏　四川大学华西医院

李兰清　成都市公共卫生临床医疗中心

李宇靖　四川大学华西医院

卢家桀　四川大学华西医院

宋承润　四川大学华西医院

陶亚超　四川大学华西医院

汪梦兰　四川大学华西医院

王发达　北京协和医院

王永洪　四川大学华西医院

周　静　四川大学华西医院

周陶友　四川大学华西医院

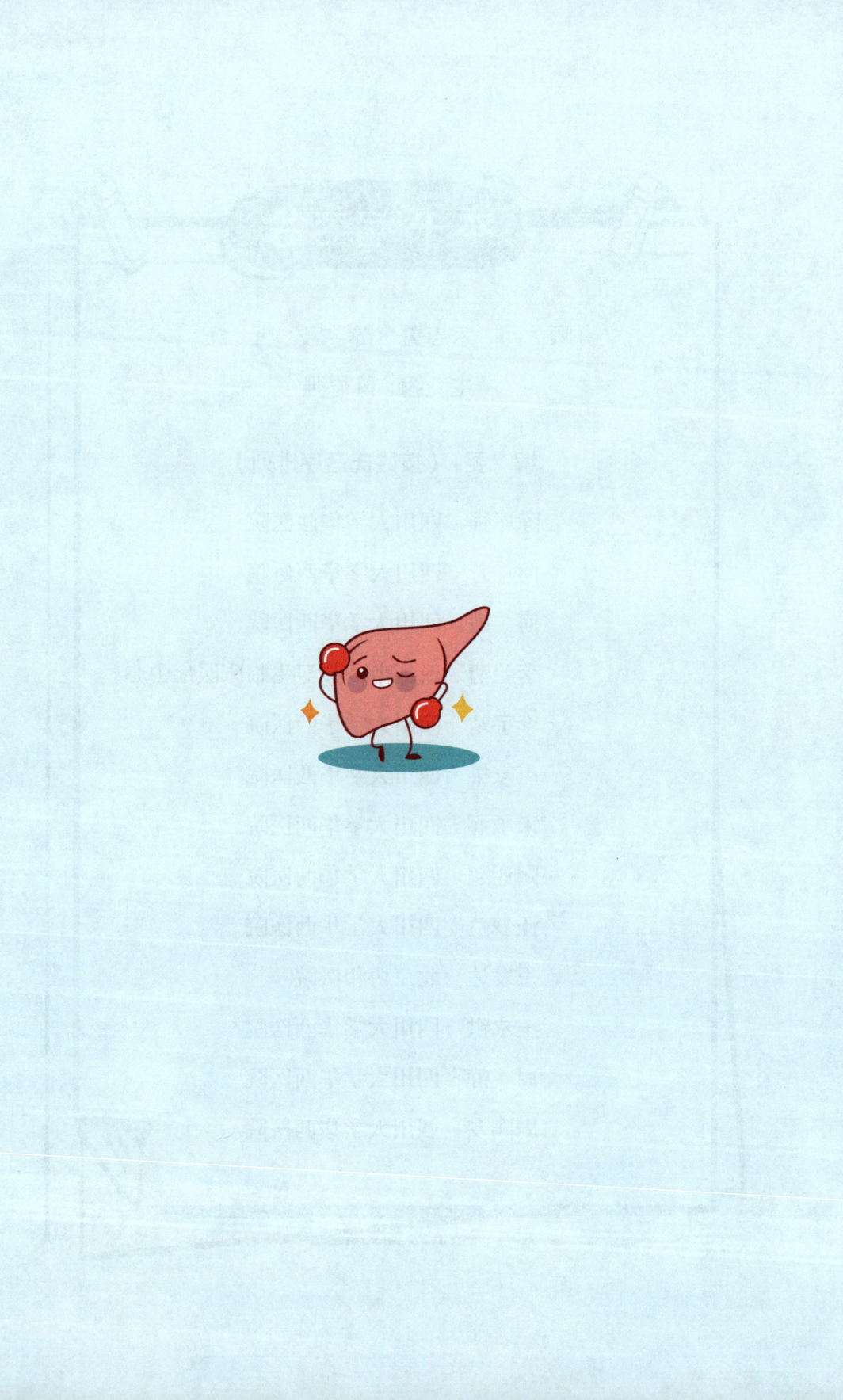

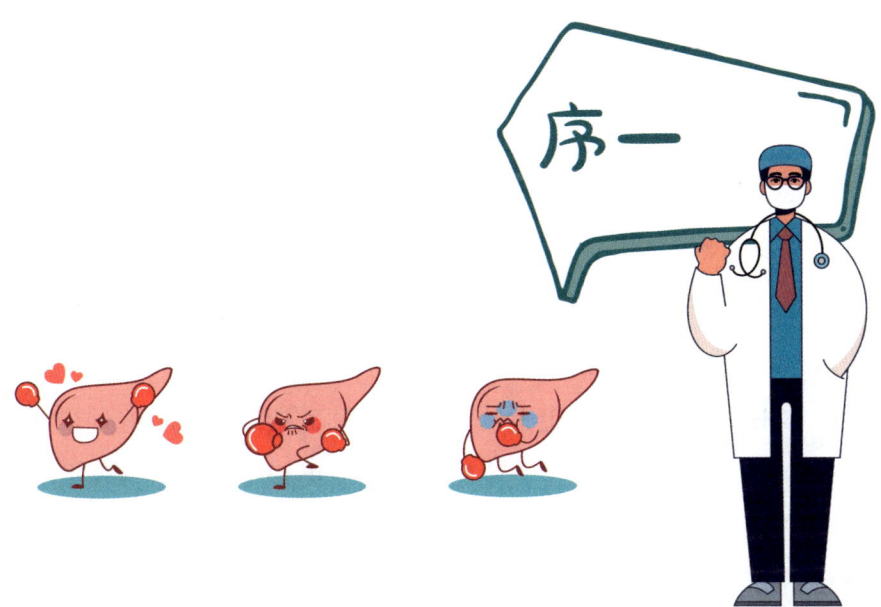

序一

乙肝相关肝硬化是一个严峻的健康挑战，影响着全球无数人的生活。但在日常生活中，许多人对它的了解却十分有限，这可能导致病情被忽视、延误治疗，造成难以挽回的后果。本书的出现，恰如一场及时雨，为大众开启了一扇了解乙肝相关肝硬化的知识之窗。

在人体的复杂构造中，肝脏承担着代谢、解毒等诸多关键任务，是维持生命活动的重要器官。然而，乙型肝炎病毒（简称乙肝病毒）却如隐藏的"刺客"，悄然威胁着肝脏的健康。一旦乙肝发展为肝硬化，不仅会严重损害肝脏功能，还可能引发一系列危及生命的并发症。在全球范围内，乙肝相关肝硬化的发病率差异显著，部分地区由于医疗资源匮乏、健康意识不足等原因，患病风险更高。正因如此，普及相关知识，让更多人了解如何预防和治疗乙肝相关肝硬化迫在眉睫。

本书的作者怀着强烈的责任感，精心编写了这本科普读物。

书中深入浅出地讲解了乙肝与肝硬化的关联，肝硬化的发生机制、危害、流行现状，以及诊断、治疗和饮食建议等多方面内容。它以通俗易懂的语言、生动形象的比喻，把复杂的医学知识转化为大众易于理解的信息。比如，将乙肝病毒比作"微观幽灵"，让读者能够轻松理解专业知识。

本书不仅适合乙肝患者及其家属阅读，帮助他们更好地应对疾病、配合治疗；也适合关注健康的普通民众学习，增强预防意识。通过阅读本书，大家能够全面了解乙肝相关肝硬化，在日常生活中主动采取预防措施，守护自己和家人的健康。希望本书能成为大家健康路上的得力助手，让更多人受益。

文天夫　教授

四川大学华西医院肝脏外科　学科主任

2025 年 5 月

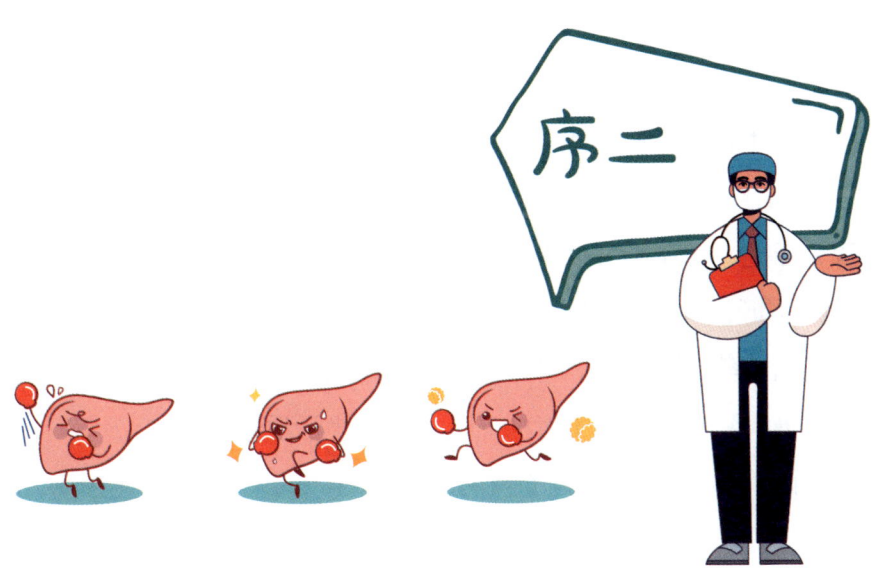

序二

  作为一名在传染病领域工作多年的医生,我对乙肝相关肝硬化这一疾病有着深刻的认识和感悟。每一次面对患者痛苦的面容,我都深感自己肩负的责任重大。因此,当这本关于乙肝相关肝硬化的科普读物摆在我面前时,我毫不犹豫地决定为它撰写序言,希望大家能更好地了解和预防这一疾病。

  本书犹如一座灯塔,为我们清晰地照亮了乙肝相关肝硬化的神秘领域。书中深入剖析了乙肝病毒的感染机制,让我们深刻认识到传染科在疾病防控中的关键地位。乙肝病毒的狡猾之处在于其能够巧妙地躲避人体免疫系统的识别,从而在肝细胞内大肆繁殖,引发炎症反应,最终导致肝硬化的形成。传染科医生凭借着专业的知识和丰富的经验,能够精准地诊断乙肝病毒感染,为患者提供及时、有效的治疗方案。

  在乙肝相关肝硬化的治疗过程中,传染科更是发挥着主导作用。从抗病毒药物的合理使用,到抗纤维化药物的精准选择,传

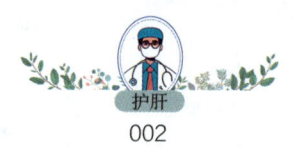

染科医生都会依据患者的具体病情，制订个体化的治疗策略。他们深知，乙肝病毒的持续存在是导致乙肝相关肝硬化进展的根源，因此，抑制乙肝病毒复制是治疗的关键环节。同时，针对乙肝相关肝硬化患者出现的并发症，如腹水、食管胃底静脉曲张破裂出血等，传染科医生也能够迅速诊断，并采取有效的治疗措施，最大限度地减轻患者的痛苦，提高生活质量。

此外，本书还强调了预防的重要性。传染科医生在预防乙肝相关肝硬化的工作中，始终坚守在一线。通过推广乙肝疫苗接种，提高公众的预防意识，阻断乙肝病毒的传播途径，传染科医生为预防乙肝相关肝硬化的发生作出了巨大的贡献。

我坚信，本书将成为广大读者了解乙肝相关肝硬化的重要指南，也希望更多的人能够通过阅读这本书，了解传染科在乙肝相关肝硬化防控和治疗中的重要作用，共同努力，为抗击乙肝相关肝硬化这一疾病贡献自己的力量。

雷学忠　教授

四川大学华西医院感染性疾病中心　副主任

2025 年 5 月

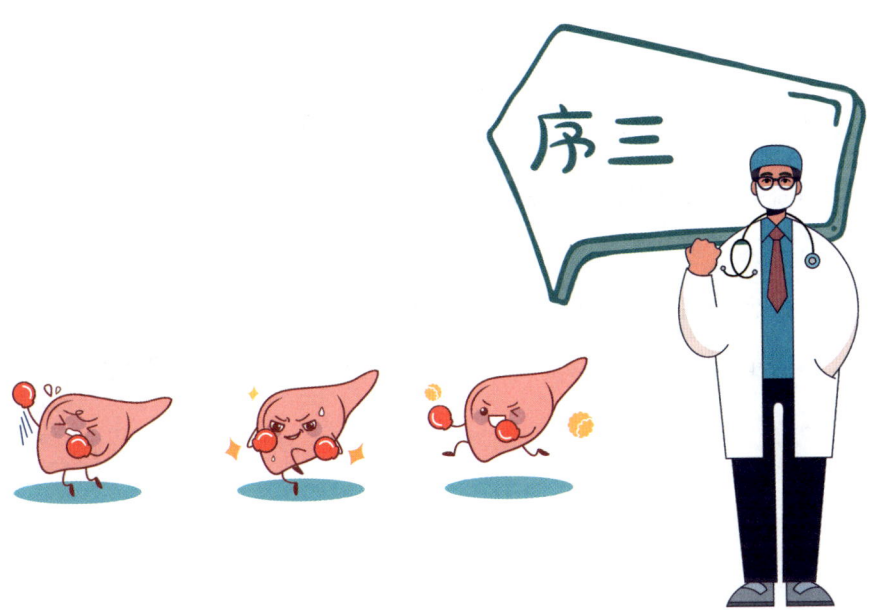

序三

  作为一名资深的消化内科医生，我满怀欣喜地为这本关于乙肝相关肝硬化的科普读物撰写序言。

  本书是一座知识的宝库，它以通俗易懂的语言和生动形象的案例，为广大读者打开了一扇了解乙肝相关肝硬化的窗户。书中详细而系统地阐述了乙肝与肝硬化之间的紧密联系，从乙肝病毒的入侵途径、在肝脏内的复制过程，到肝硬化的逐步形成机制，都进行了深入浅出的剖析，使读者能够清晰地理解这一复杂疾病的本质。

  对于患者和家属而言，本书无疑是一份珍贵的指南。它不仅帮助他们了解疾病的发展历程和治疗要点，还能让他们在面对疾病时保持理性和积极的态度。同时，对于关注健康的普通民众，本书也具有重要的警示意义，提醒大家要重视肝脏健康，养成良好的生活习惯，积极预防乙肝病毒感染。

  此外，书中关于肝硬化并发症的应对策略及饮食与健康的建

议，更是为患者的康复和预防疾病的复发提供了有力的支持。这些内容具有很强的实用性，能够帮助患者更好地管理疾病，提高生活质量。

我衷心希望本书能够广泛传播，为更多的人带来帮助，让大家都能重视肝脏健康，共同应对乙肝相关肝硬化这一严峻的健康挑战。

吴浩　教授

四川大学华西医院消化科　副主任

2025 年 5 月

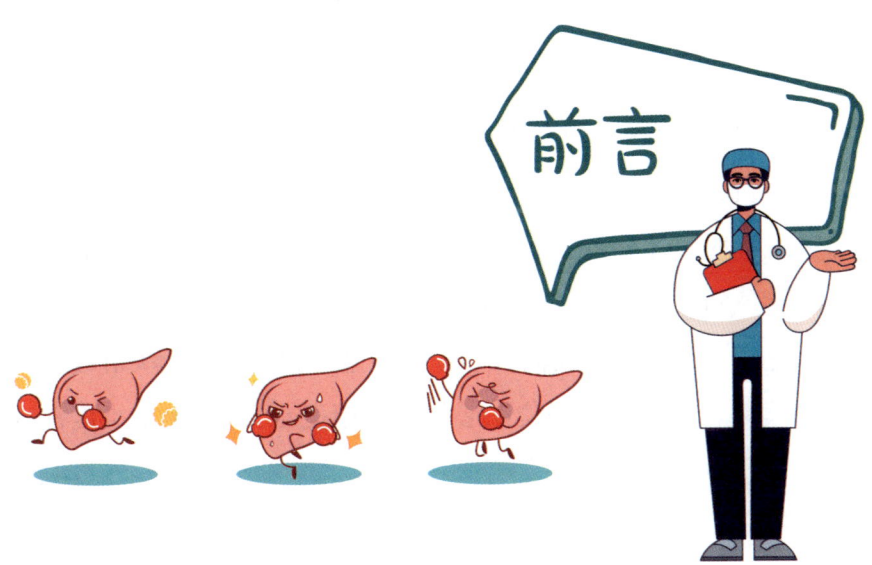

前言

在人体这座奇妙的"生命大厦"里，肝脏宛如一台精密且至关重要的"核心引擎"，夜以继日地驱动着众多生理功能的运转。它不仅掌控着糖类、蛋白质和脂肪的代谢，精细调节着血糖水平，确保身体能量供应稳定，还肩负着解毒的重任，如同一位忠诚的"清道夫"，将外界摄入及体内产生的毒素和有害物质转化为无害物质排到体外，守护着身体内环境的纯净与安宁。同时，肝脏分泌的胆汁是消化脂肪的关键"魔法药水"，助力肠道高效吸收营养，为身体的正常运转提供充足的能量支持。

然而，乙肝病毒却像一群隐匿且极具破坏力的"微观幽灵"，在悄然潜入人体后，便将肝脏锁定为"攻击目标"。它们凭借独特的结构，巧妙地与肝细胞表面受体结合，侵入肝细胞内部，疯狂掠夺细胞资源进行大量复制，严重扰乱肝细胞的正常工作秩序，引发一系列炎症反应。随着时间的推移，若得不到有效控制，肝脏在反复的炎症刺激下，纤维组织逐渐增生、堆积，如同在肝脏内部编织了一张紊乱的"纤维网"，慢慢改变肝脏原本的组织结构，最终将其拖向肝硬化的深渊，使这一重要器官陷入功能衰退的困境。

  大量患者在疾病的早期因症状隐匿而未察觉，错失了最佳的治疗时机，待病情发展至出现腹水、消化道出血、肝性脑病等严重并发症时，才匆忙就医，但此时治疗难度大幅增加，患者的生活质量急剧下降，生命也面临着巨大的威胁。

  鉴于上述情况，我们精心编写了这本关于乙肝相关肝硬化的科普读物。本书犹如一位贴心的"健康卫士"，从多个维度深入剖析乙肝与肝硬化之间的复杂关联，详细解析乙肝病毒在肝脏内的"作案"过程，即肝硬化的发生机制；系统介绍乙肝相关肝硬化的危害与流行现状，敲响健康警钟；详细介绍各类经典及新型的诊断标志物和先进的诊断技术，助力读者掌握疾病的"侦查"方法；精心梳理丰富多样的治疗药物和科学有效的治疗策略，以及应对多种并发症的专业"秘诀"；还贴心提供了实用的饮食建议，指导患者如何通过合理饮食滋养肝脏、对抗疾病。

  我们衷心期望读者在阅读本书后，能够对乙肝相关肝硬化形成全面、深入且清晰的认识，从而在日常生活中采取积极有效的预防措施，如主动接种乙肝疫苗、保持健康的生活方式、避免酗酒和滥用药物等，筑牢健康防线。对于已患病的读者，希望本书能成为你的得力助手，帮助你更好地理解医生的治疗方案，积极配合治疗，按时服药，定期复查，有效管理疾病，提高生活质量，重拾健康生活的信心与希望，在与疾病的抗争中赢得胜利，重新拥抱充满活力的人生。

陈恩强　主任医师

四川大学华西医院感染性疾病中心

2025 年 5 月

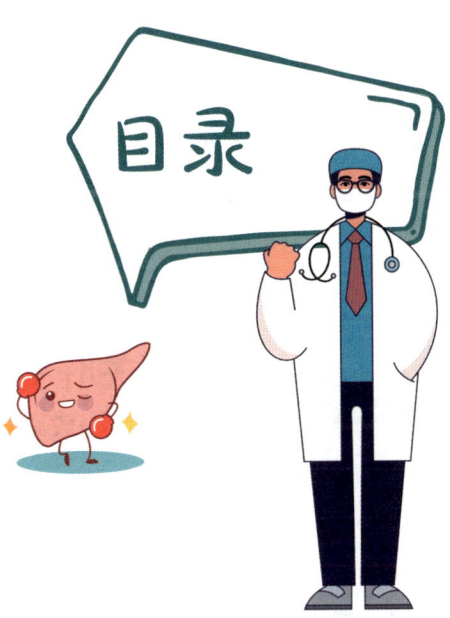

目录

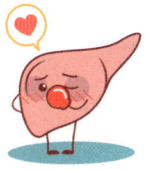 乙肝与肝硬化的"前世今生"
——不得不说的故事 001

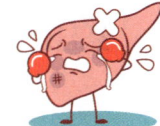 乙肝病毒在肝脏里的"作案过程"
——肝硬化发生机制解析 010

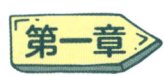 乙肝相关肝硬化的"健康警报"
——危害与流行现状"大扫描" 016

第四章 乙肝相关肝硬化的"侦查工具"
——经典诊断标志物解析 029

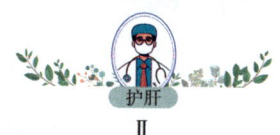

第五章 乙肝相关肝硬化诊断的"科技升级"
——最新进展揭秘ㆍㆍㆍㆍㆍㆍㆍㆍㆍㆍㆍㆍㆍㆍㆍㆍㆍㆍㆍㆍㆍㆍㆍㆍㆍㆍㆍ 045

第六章 乙肝相关肝硬化的"药物宝库"
——治疗药物攻略ㆍㆍㆍㆍㆍㆍㆍㆍㆍㆍㆍㆍㆍㆍㆍㆍㆍㆍㆍㆍㆍㆍㆍㆍㆍㆍㆍㆍ 057

第七章 乙肝相关肝硬化并发症的应对"秘诀"
——科学管理指南ㆍㆍㆍㆍㆍㆍㆍㆍㆍㆍㆍㆍㆍㆍㆍㆍㆍㆍㆍㆍㆍㆍㆍㆍㆍㆍㆍㆍ 072

第八章 饮食与健康
——乙肝与肝硬化患者的饮食建议ㆍㆍㆍㆍㆍㆍㆍㆍㆍㆍㆍㆍㆍㆍㆍㆍㆍㆍ 087

参考文献 ㆍㆍㆍㆍㆍㆍㆍㆍㆍㆍㆍㆍㆍㆍㆍㆍㆍㆍㆍㆍㆍㆍㆍㆍㆍㆍㆍㆍㆍㆍㆍㆍㆍㆍㆍㆍㆍㆍ 097
结语 ㆍㆍ 099

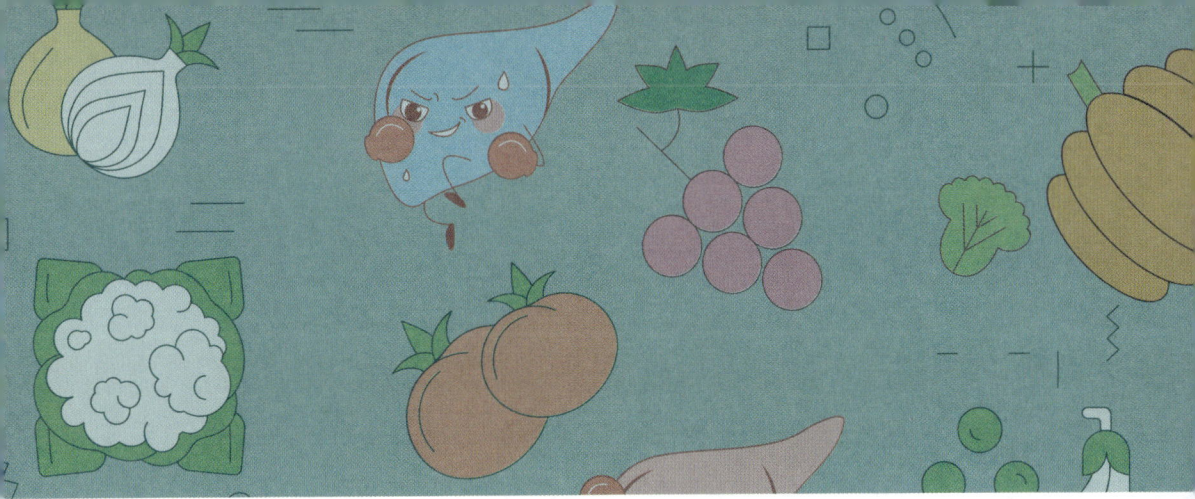

第一章 乙肝与肝硬化的"前世今生"
——不得不说的故事

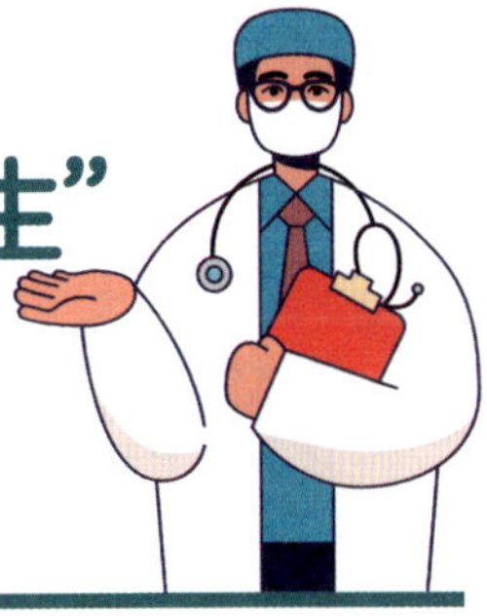

内容提要

本章从乙肝病毒对肝脏的侵袭过程，到肝脏炎症如何一步步发展为肝硬化，深入剖析了乙肝与肝硬化之间的紧密联系，详细解读了二者关联背后的医学原理。同时，纠正了大众对乙肝和肝硬化的常见误解，强调积极治疗、定期监测和健康生活方式对预防肝硬化的重要性。此外，还回顾了乙肝与肝硬化关联研究的发展历程，探讨了疾病流行特点的变化及其对个人和社会的影响，让读者全面认识乙肝与肝硬化。

在人体精密的运转体系里，肝脏占据着不可替代的关键地位，堪称维持生命活动的核心引擎。它就像一座日夜运作的"超级工厂"，糖类、蛋白质和脂肪等物质的代谢都在其有条不紊的调控下进行，血糖水平也由此得以精细调节，确保身体时刻都有稳定的能量供应。同时，肝脏还是身体的"解毒卫士"，外界摄入的有害物质及体内产生的毒素，都被它一一转化为无害物质排到体外，守护着身体内环境的纯净。不仅如此，肝脏分泌的胆汁，如同神奇的"魔法药水"，助力肠道高效吸收营养，为身体的正常运转注入源源不断的动力。

乙肝在全球范围内广泛传播，许多人在患病初期，由于症状隐匿而浑然不觉，未能及时采取有效的治疗措施，导致乙肝病毒在肝细胞内肆虐，对肝脏发起攻击，成为肝硬化这一严重疾病的重要诱因。深入了解乙肝与肝硬化之间的关系，剖析其中的原理，纠正常见的认知误区，并掌握科学有效的防治方法，对守护肝脏健康、预防肝硬化的发生和发展至关重要。

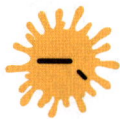 一、乙肝与肝硬化的神秘关联大揭秘

• 乙肝病毒对肝脏发动"侵袭战"

乙肝病毒宛如微观世界里一群极其微小却破坏力惊人的"侵略者"。其表面独特的蛋白质结构，使其能够巧妙地避开人体免疫系统的侦察，精准地找到肝细胞表面的受体，与之结合，脱掉蛋白质"外衣"，剩余的病毒颗粒顺利侵入肝细胞内部。

一旦进入肝细胞，乙肝病毒便迅速开启"掠夺模式"。它将肝细胞内丰富的物质和能量据为己用，大量复制自身的基因和

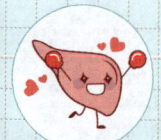

蛋白质，源源不断地制造出新病毒颗粒。这一过程严重扰乱了肝细胞正常的工作秩序，原本有序工作的肝细胞无法再正常履行其在肝脏中的职责，肝脏的正常运转也因此受到严重影响，逐渐陷入困境。

• 从肝脏炎症到肝硬化的危险变化

随着乙肝病毒在肝细胞内持续肆虐，人体免疫系统终于察觉到了异常，立即启动强大的防御机制。免疫细胞如同训练有素的"英勇战士"，迅速奔赴肝脏"战场"，与被乙肝病毒感染的肝细胞展开激烈战斗。这场战斗的初衷是清除乙肝病毒，保卫肝脏，但在战斗过程中，却不可避免地引发了肝脏局部的炎症反应。

倘若乙肝病毒不能得到及时有效的控制，炎症就会反复出现，不断侵蚀着肝脏健康。肝脏在一次次的炎症刺激下，不得不持续进行自我修复。然而，过度的修复却带来了新的问题，纤维组织逐渐增生、堆积，就像在肝脏内部编织了一张越来越紧密的"纤维网"。这张"纤维网"慢慢改变了肝脏原本的组织结构，正常的肝细胞被无情地分隔开来，肝脏的结构变得紊乱不堪，功能也逐渐衰退。长此以往，肝脏便一步步走向了肝硬化的"深渊"。

• 消除大众对乙肝和肝硬化存在的两个误解

大众对乙肝和肝硬化存在着不少误解，其中一个常见的误解是，很多人认为一旦患乙肝，就必然会发展成肝硬化。这种想法其实是非常片面的，就好比认为只要阴天就一定会下雨一样。实际上，虽然乙肝是导致肝硬化的重要危险因素，但并非所有乙肝都会走向肝硬化。大量的临床研究和实践表明，只要乙肝患者积极配合治疗，严格按照医嘱按时服药，定期进行全面的病情监

测，同时保持健康的生活方式，如均衡饮食、适度运动、戒烟限酒等，就能够有效延缓甚至阻止病情向肝硬化发展。

还有一种误解是，有人觉得肝硬化是突然发生的。但实际上，肝硬化是乙肝病情长期发展的结果，是一个缓慢而渐进的过程。从乙肝病毒感染到肝硬化的形成，往往需要经历数年甚至数十年的时间。在这个漫长的过程中，肝脏不断遭受乙肝病毒的侵蚀，经历反复的炎症损伤和修复，病变逐渐积累，最终才发展为肝硬化。

• **打造守护肝脏健康的"盾牌"**

对于乙肝患者而言，想要远离肝硬化的威胁，就必须为肝脏打造一面坚固的健康"盾牌"。积极接受规范的治疗是重中之重，患者应严格按照医生的嘱咐，按时服用抗病毒药物，如恩替卡韦、富马酸替诺福韦二吡呋酯等，这些药物能够精准地抑制乙肝病毒的复制，从源头上减少肝脏的损伤。

良好的生活习惯同样至关重要。规律的作息是肝脏健康的重要保障，肝脏在夜间需要充足的休息来进行自我修复和调整。因此，保证每晚有足够的高质量睡眠，让肝脏在静谧的夜晚得到充分的调养，就如同给肝脏放了一个舒适的"假期"。在饮食方面，多摄入富含维生素、蛋白质和膳食纤维的食物，如新鲜的蔬菜水果、瘦肉、鱼类等，这些食物给

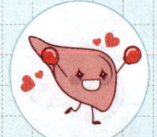

肝脏提供了丰富的"营养补给"，有助于肝细胞的修复和再生。同时，要避免食用过多油腻、辛辣和刺激性食物，因为这些食物会增加肝脏的代谢负担，不利于肝脏的恢复。

定期体检也是不可或缺的关键环节。通过检查肝功能、乙肝病毒载量、肝脏超声等项目，医生可以及时发现肝脏的细微变化，从而根据病情调整治疗方案。例如，通过肝功能检查，能够了解肝脏的代谢功能是否正常；检测乙肝病毒载量，可以判断病毒的复制活跃程度；肝脏超声则能直观地观察肝脏的形态、结构是否发生改变。只有全方位地做好这些防护措施，才能最大限度地降低肝硬化的发生风险，守护好肝脏的健康。

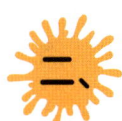二、了解乙肝与肝硬化：医学探索之路

• 乙肝与肝硬化的关联研究：从无到有的突破

在医学发展的长河中，对乙肝与肝硬化关联的探索由来已久。早期，受限于医学技术和认知水平，人们虽然注意到一些肝脏疾病之间似乎存在某种联系，但对于其中的具体关联却知之甚少。

随着显微镜技术的发展，科学家们开始能够观察到细胞和微生物的微观结构，这为研究乙肝病毒和肝脏病变提供了初步的工具。19世纪末到20世纪初，一些医学研究者通过对肝病患者肝脏组织的观察，发现了肝纤维化和肝硬化的病理特征，但当时还无法确定其与乙肝病毒感染的直接关系。

20世纪中叶，随着病毒学研究的兴起，乙肝病毒的发现成为这一领域的重大突破。科学家们通过不断的研究和实验，逐渐揭示了乙肝病毒的结构、传播途径及感染机制。同时，对乙肝患者的长期随访和研究也发现，部分乙肝患者在病程中会出现肝纤维化和肝硬化的情况，这使得人们开始关注乙肝与肝硬化之间的潜在关联。

此后，大量的临床研究和基础实验不断深入探讨乙肝病毒感染与肝硬化发生、发展的关系。研究发现，乙肝病毒在肝脏内的持续复制会引发机体的免疫反应，导致肝脏炎症，长期的炎症刺激是促使肝纤维化进而发展为肝硬化的重要因素。这些研究成果为后续制订针对乙肝相关肝硬化的防治策略奠定了坚实的理论基础。

近年来，随着分子生物学、免疫学等多学科的交叉融合，对乙肝与肝硬化关联的研究更加深入和全面。科学家们从基因水平、细胞信号通路等层面揭示了乙肝病毒导致肝硬化的复杂机制，为开发更加精准有效的治疗方法提供了新的方向。

- **乙肝相关肝硬化流行特点：时代变迁下的变化**

在过去，由于医疗卫生条件有限，人们对乙肝病毒的传播途径认识不足，也缺乏有效的预防和治疗手段，乙肝相关肝硬化的流行呈现出较为严峻的态势。在一些卫生条件差、人员密集的地区，乙肝病毒通过血液传播、母婴传播和性传播等方式广泛传播，导致大量人群感染，进而增加了肝硬化的发病风险。

在20世纪中叶以前，乙肝相关肝硬化的诊断主要依赖于临床症状和简单的体格检查，由于缺乏精准的检测方法，很多患者

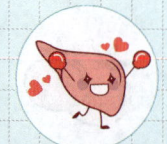

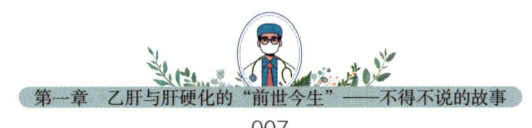

在出现明显症状时才被发现，此时病情往往已经进展到较为严重的阶段，治疗效果也不理想。而且，当时对于肝硬化的治疗手段非常有限，主要以对症支持治疗为主，无法从根本上阻止病情的发展。

> 随着乙肝疫苗的研发和推广，从20世纪80年代开始，乙肝的预防取得了重大突破。新生儿乙肝疫苗接种计划的实施，使得乙肝的新发感染率显著下降，从源头上减少了乙肝相关肝硬化的发病。同时，抗病毒药物的不断研发和应用，也为乙肝患者的治疗提供了有力的武器，能够有效抑制乙肝病毒复制，延缓肝硬化的进展。

然而，在一些发展中国家，由于经济条件、医疗卫生资源分布不均等因素的限制，乙肝相关肝硬化的防控仍然面临挑战。部分地区乙肝疫苗接种覆盖率较低，同时乙肝患者无法得到及时有效的诊断和治疗，导致乙肝相关肝硬化的发病率仍然较高。此外，随着人口老龄化和生活方式的改变，肥胖、糖尿病等代谢性疾病的增加，也使得乙肝相关肝硬化的流行特点更加复杂，合并其他疾病的患者数量逐渐增多，治疗难度进一步加大。

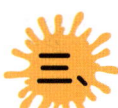 三、肝硬化对个人与社会影响的今昔对比

● 肝硬化对个人的影响：曾经与现在

在过去，由于医疗技术的局限，一旦患上肝硬化，患者往往面临着极高的致残率和死亡率。肝硬化引发的一系列并发症，如腹水、消化道出血、肝性脑病等，严重影响患者的生活质量，甚

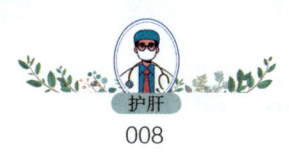

至使他们丧失劳动能力,给家庭带来沉重的经济负担。许多患者因为无法承受高昂的医疗费用和疾病带来的痛苦,生活陷入困境。

如今乙肝相关肝硬化的治疗取得了显著进展。抗病毒药物、抗纤维化药物及各种对症治疗手段的应用,大大延长了患者的生存期,提高了患者的生活质量。许多患者在规范治疗下,能够正常工作和生活,减轻了家庭的经济负担。

● **肝硬化对社会的影响:过去与当下**

在社会层面,过去乙肝相关肝硬化的流行给公共卫生体系带来了巨大压力。大量的患者需要医疗资源的支持,但当时有限的医疗设施和专业人员难以满足需求。同时,由于对乙肝病毒传播途径不了解,社会上对乙肝患者和肝硬化患者存在着严重的歧视,他们在就业、教育、婚姻等方面受到诸多限制,这不仅对患者个人造成了心理创伤,也影响了社会的和谐稳定。

随着医学的进步和社会的发展,以及健康教育的普及,人们对乙肝和肝硬化的认识逐渐加深,对患者的歧视也有所减少。社会更加关注乙肝患者和肝硬化患者的权益,为他们提供了更多的支持和帮助。同时,公共卫生体系也在不断完善,加大了对乙肝疫苗接种、疾病筛查和治疗的投入,致力于控制乙肝相关肝硬化的流行,保障公众的健康。

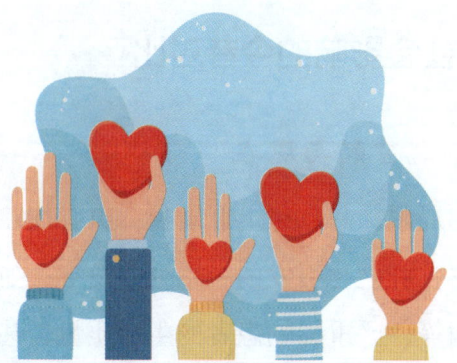

但即便如此,乙肝相关肝硬化仍然是一个不容忽视的公共卫生问题。在全球范围内,仍有大量患

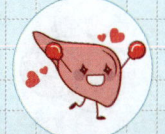

者需要持续的医疗关注和社会支持。未来，还需要进一步加强医学研究，提高治疗效果，同时加强社会宣传和教育，消除歧视，为乙肝相关肝硬化患者创造更好的生活和治疗环境。

小 结

通过对本章内容的学习，我们了解到乙肝与肝硬化关系紧密且复杂，它们的发展受多种因素左右。乙肝病毒凭借特殊结构侵入肝细胞，大量复制并引发炎症，随着时间推移，炎症反复刺激导致肝脏纤维组织增生，最终可能发展为肝硬化。人们对乙肝和肝硬化常存在错误认知，如觉得乙肝必然会发展成肝硬化，或者认为肝硬化是突然发生的。但事实上，即使患上乙肝，只要积极治疗、定期监测并保持健康的生活方式，也就能有效降低肝硬化的发生风险。希望大家通过对上述内容的学习，重视肝脏健康，积极预防和应对乙肝相关肝硬化。

互动思考

读完这章，你对乙肝和肝硬化的关系有了哪些新认识？在日常生活中，你会如何向身边人科普这些知识呢？欢迎分享你的想法。

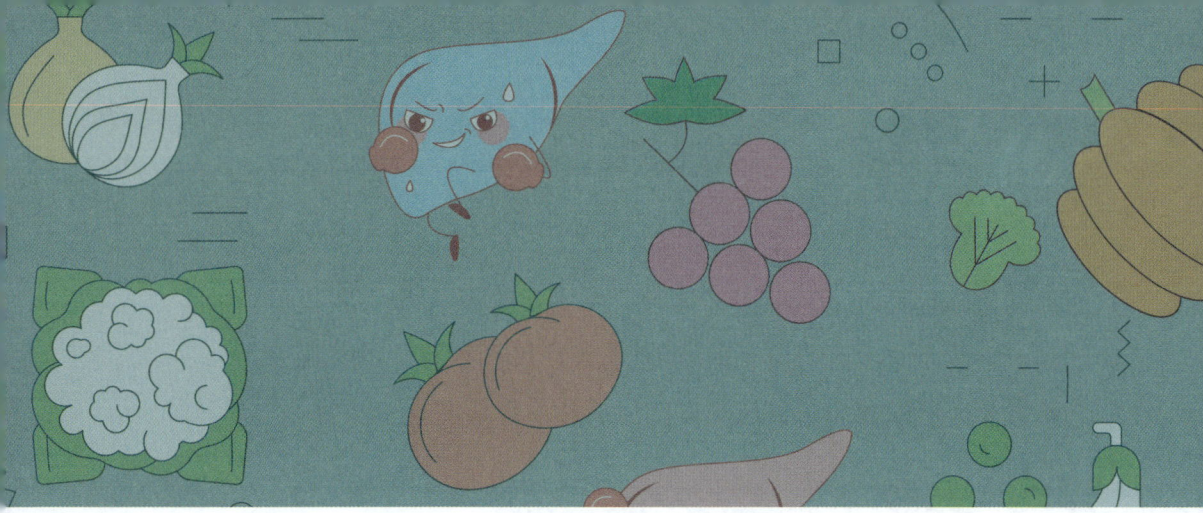

第二章 乙肝病毒在肝脏里的"作案过程"
——肝硬化发生机制解析

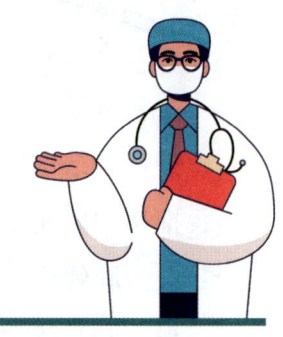

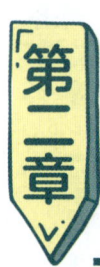

内容提要

　　本章犹如一场微观探秘之旅，深入揭示了乙肝病毒在肝脏内引发肝硬化的全过程。详细介绍了乙肝病毒如何凭借特殊结构侵入肝细胞，在肝细胞内疯狂掠夺资源进行复制，进而引发免疫反应，导致肝细胞受损。随着病毒持续攻击，肝脏从细胞的"初次保卫战"，逐渐陷入反复炎症下的"纤维化沦陷"，一步步走向肝硬化。同时，分析了酗酒、熬夜、未规范治疗和遗传因素等在肝硬化发展中的"幕后推手"作用，让读者清晰了解肝硬化的发病机制。

> 乙肝病毒如同一股隐匿而又极具破坏力的"黑暗势力"，可悄然潜入肝脏，掀起一场场惊心动魄的"健康风暴"。它可凭借其独特的结构和"狡猾"的生存策略，在肝脏里"肆意妄为"，逐步将健康的肝脏推向肝硬化的深渊。接下来，就让我们置身于"微观侦探"的视角，深入剖析乙肝病毒在肝脏里的"作案过程"，细致探究肝硬化究竟是如何在这一系列的"破坏活动"中一步步发生的，从而为守护肝脏健康、抵御乙肝病毒的侵害提供有力的知识武器。

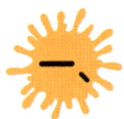 一、乙肝病毒的"邪恶本质"与"作案手法"

● 病毒的"微观伪装"

乙肝病毒身形微小，仅有几十纳米。其表面那独特的蛋白质，便是它的"秘密武器"与"隐形伪装"。这些蛋白质如同给病毒披上了一层"迷彩服"，使其能巧妙地骗过人体的防御系统，精准地找到肝细胞表面的受体，进而成功地发动"入侵行动"，顺利潜入肝细胞内，开启它的"邪恶计划"。

● 细胞内的"疯狂掠夺"

当乙肝病毒成功侵入肝细胞后，便迅速化身为贪婪的"掠夺者"。它肆意地利用肝细胞内丰富的物质和能量，马不停蹄地大量复制自己的基因和蛋白质，源源不断地制造出更多的病毒颗粒。在这疯狂的复制过程中，肝细胞原本井然有序的日常工作被搅得一团糟，无法再正常地履行其在肝脏中的职责，肝脏的正常运转也因此逐渐陷入困境。

● 免疫引发的"肝脏风暴"

乙肝病毒的猖獗活动终于引发了人体免疫系统的强烈反击。

免疫系统紧急派遣出英勇的免疫细胞"战士",奔赴肝脏"战场"。免疫细胞怀着清除乙肝病毒的使命,毫不犹豫地向被乙肝病毒感染的肝细胞发起攻击。然而,这场看似正义的"战争"却带来了意想不到的后果。在激烈的交火中,大量的肝细胞不幸成为"牺牲品",肝脏遭受重创。这场"肝脏风暴"虽然是人体为了抵御乙肝病毒而发起的,但也给肝脏带来了巨大的损伤,严重影响了肝脏的健康,甚至可能引发一系列更为严重的肝脏疾病,让人体健康陷入危机之中。

了解乙肝病毒的这些特性和致病机制,对于我们预防和治疗乙肝至关重要。我们应积极采取措施,如接种疫苗、保持良好的生活习惯等,来抵御乙肝病毒的侵袭,守护肝脏的健康。

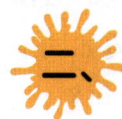 二、肝脏在乙肝病毒攻击下的"悲惨命运"

● 肝细胞的"初次保卫战"

当乙肝病毒第一次攻击肝脏时,肝细胞就像一群勇敢的"小卫士",奋起抵抗。但由于病毒的狡猾和强大,肝细胞会出现炎症反应,变得红肿。它们的功能也会受到影响,无法正常地完成解毒、合成蛋白质等任务。

● 反复炎症下的"纤维化沦陷"

随着乙肝病毒的持续攻击和炎症的反复发生,肝脏组织会不断地进行自我修复。在这个过程中,纤维组织会逐渐增多,把正常的肝细胞分隔开来,肝脏的结构变得紊乱,逐渐失去了正常的功能,最终发展成肝硬化。

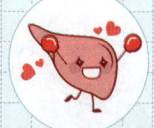

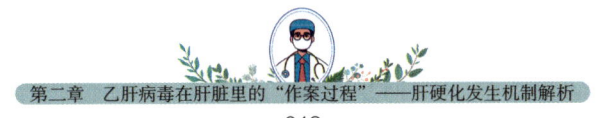

三、从肝炎到肝硬化的"危险旅程"

乙肝患者在感染乙肝病毒后的初期，往往只会出现一些较为轻微的症状，像乏力、食欲缺乏这类情况，此时肝功能也仅仅是存在些许轻微的异常，仿佛在健康"道路"上刚刚出现了少量"浅坑"，看似影响不大。然而，随着时间悄然流逝，如果患者没能得到及时且有效的治疗，病情便会逐渐加重。肝功能的波动变得越发明显，各项指标就像坐"过山车"一样起伏不定，肝脏的炎症也日益加剧，好似健康"道路"上的"坑洼"越来越多、越来越深。接着，肝脏的内部结构开始悄然发生改变，纤维组织增生及肝细胞结节形成等状况陆续出现，这无疑像健康"道路"上出现了一个个"大坑"，让肝脏的"健康之路"愈发崎岖难行。

据相关流行病学研究统计，慢性乙肝患者若未进行规范的抗病毒治疗，有20%~30%的患者会在5~10年进展为肝硬化。通常来讲，从慢性乙肝发展到早期肝纤维化，需要3~5年的时间；而从肝纤维化进一步迈向代偿期肝硬化，可能还得历经5~8年之久。更为严峻的是，一旦进入代偿期肝硬化阶段，要是病情控制得不理想，大约每5年，便会有20%~30%的患者继续进展到失代偿期肝硬化阶段。到了这个阶段，各种严重的并发症（如腹水、消化道出血和肝性脑病等）就会接踵而至，随时可能危及生命，这些并发症严重影响患者的生活质量，还极大地缩短了生存期，患者的健康仿佛已然走到了一座危险的悬崖边，岌岌可危。

所以说，对于乙肝患者而言，及时规范的治疗及定期的病情监测，是至关重要的，这能在很大程度上延缓病情朝着肝硬化发展，守护好自身的健康。

四、乙肝相关肝硬化发生、发展的"幕后推手"

在乙肝相关肝硬化的发生、发展道路上,有诸多因素在暗中起着推波助澜的作用。

• 酒精——肝脏的"慢性毒药"

酗酒是其中一个不容忽视的"罪恶之源"。酒精进入人体后,得依靠肝脏来进行代谢。在这个代谢的过程中,会产生不少像乙醛这类的有害物质,它们会直接对肝细胞发起攻击,让肝细胞受到损伤。而且,肝脏原本的炎症会变得更严重,纤维组织也会越发肆意地增长、变多,这无疑是在给肝硬化的进程"踩油门",加速它的到来。

• 熬夜——打乱肝脏"生物钟"

熬夜同样是个"坏家伙"。肝脏本身有着自己正常的生物钟,夜间本应是它好好休息、进行自我修复的时段。可要是经常熬夜,就会把肝脏的这个节奏给打乱,影响它正常的血液循环及代谢功能。肝脏得不到充 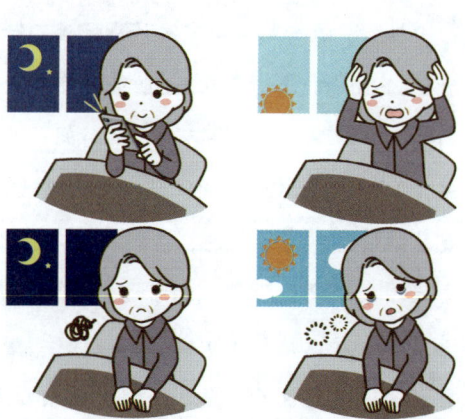 分的休息,就没办法好好地恢复元气,长此以往,肝脏的健康状况就会越来越差,也更容易朝着肝硬化的方向发展。

• 未规范治疗——病毒的"作恶机会"

要是乙肝患者没有及时去接受规范的治疗,那乙肝病毒可就要在肝脏里"撒野"了。它会持续不断地搞破坏,让肝脏一直处于炎症状态，长此以往，肝脏不堪重负，肝硬化的风险也就噌噌地往上涨了。

● **遗传因素——先天的"健康隐患"**

有些人，天生就带着某些让人容易患上肝硬化的基因，不过呢，虽然基因改变不了，但咱们可以通过保持健康的生活方式，像合理饮食、适量运动，再加上定期去体检，这样就能尽早发现问题，提前采取应对措施，尽量延缓肝硬化的发生。

小结

本章详细介绍了乙肝病毒在肝脏内引发肝硬化的过程。包括乙肝病毒如何凭借特殊结构侵入肝细胞，在肝细胞内疯狂复制、引发免疫反应，最终导致肝细胞受损。随着乙肝病毒的持续攻击，肝硬化在这一系列的"破坏活动"中一步步发生。此外，酗酒、熬夜、未规范治疗和遗传因素等也推动了肝硬化的发展。对于乙肝患者而言，及时规范的治疗及定期的病情监测能在很大程度上延缓病情朝着肝硬化发展。

互动思考

在了解乙肝相关肝硬化的发生机制后，你认为在日常生活中哪些习惯对预防乙肝相关肝硬化较为关键？你身边有没有人存在可引发肝硬化的不良习惯，如有，你会怎么提醒他们？

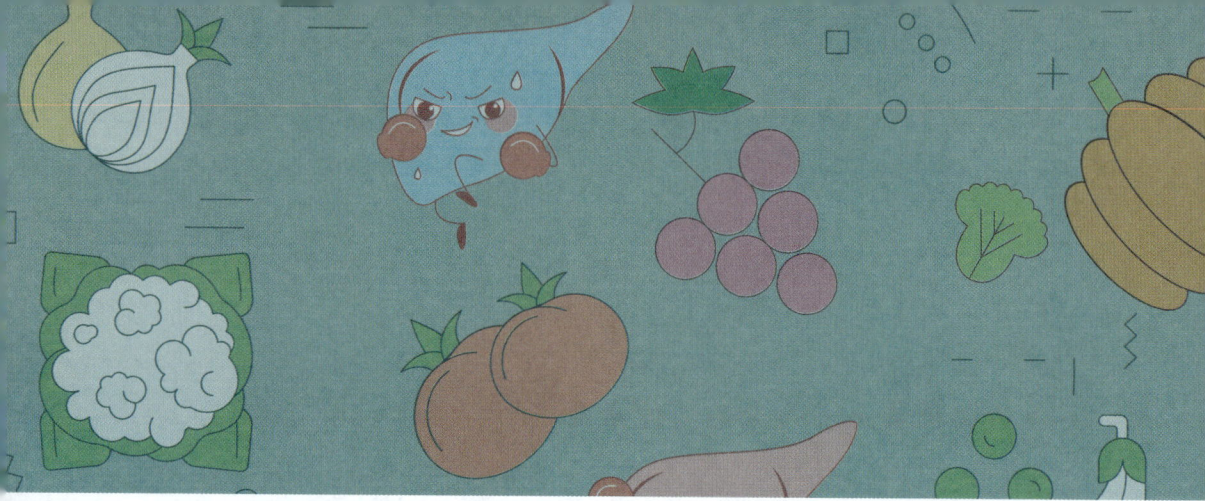

第三章 乙肝相关肝硬化的"健康警报"
——危害与流行现状"大扫描"

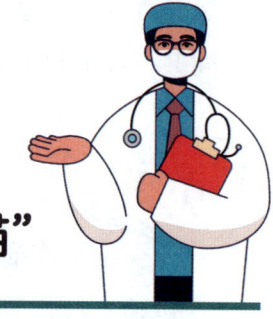

内容提要

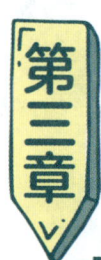

本章全面介绍了乙肝相关肝硬化的危害与流行现状。先阐述肝硬化对肝脏代谢、解毒、胆汁分泌等功能的严重破坏，进而影响身体多个系统，如消化系统、循环系统、泌尿系统等，引发一系列并发症。接着呈现在全球范围内乙肝相关肝硬化地域差异显著的发病率、参差不齐的诊断率及不同地区的防控举措与成效。最后分析慢性乙肝患者、酗酒成瘾者等高危人群的患病风险，为读者敲响健康警钟。

> 乙肝本身就已经让许多人忧心忡忡，而当它进一步发展，引发肝硬化，所带来的危害更是不容小觑。从影响肝脏的正常代谢、解毒等功能，到可能引发一系列严重并发症，每一个环节都与我们的健康息息相关。同时，了解其在当下的流行现状，知晓它在不同地区、不同人群中的发病情况，对于我们提前察觉这一"健康警报"，采取有效的预防和应对措施来说，至关重要。接下来，就让我们一同对乙肝相关肝硬化的危害与流行现状进行一次全面的"大扫描"吧。

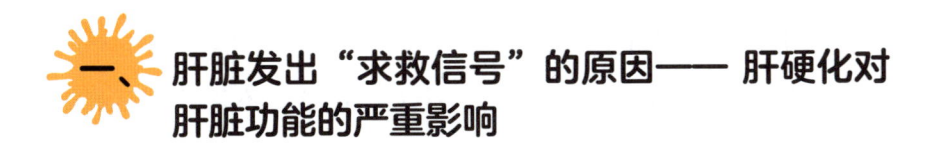

一、肝脏发出"求救信号"的原因—— 肝硬化对肝脏功能的严重影响

● 代谢功能紊乱：营养失衡的开端

肝脏就像是人体的"营养加工厂"，负责着糖类、蛋白质和脂肪等众多物质的代谢工作。在肝硬化发生后，这个"营养加工厂"的运转可就出了大问题。比如说在糖类代谢方面，原本肝脏能够精准地调节血糖水平，把多余的葡萄糖储存起来，在身体需要的时候再释放出去。可肝硬化一旦发生，它就没了这个本事，血糖可能会变得忽高忽低。再看蛋白质代谢，肝脏合成蛋白质的能力大大下降，像白蛋白这种维持人体血浆渗透压的重要物质，产量越来越少。这就导致身体出现水肿，从下肢开始肿起来，按下去还会有个小坑，慢慢地可能全身都会肿，整个人看着就像被充了气一样，特别难受。而且，凝血因子也是肝脏合成的，它的减少会让凝血功能变差，哪怕只是小小的伤口，止血都变得很困难，稍微磕着碰着就可能出现瘀青，甚至流血不止。脂肪代谢同

样受到牵连，脂肪没办法正常地被消化和转运，容易堆积在肝脏里，让原本就不健康的肝脏雪上加霜，还可能引发高血脂等其他健康问题，进一步影响全身的健康状况。

● **解毒功能受损：体内毒素堆积**

肝脏还是我们身体的"清道夫"，每天都要处理大量的毒素和有害物质，把它们变成无害的物质排到体外，但肝硬化发生后，它的解毒能力直线下降。那些本该被肝脏"消灭"的毒素，比如药物的代谢产物、吃进去的一些有害化学物质等，现在都没办法被很好地处理了，在身体里"赖着不走"。时间一长，这些毒素就开始在体内"兴风作浪"，让人出现各种不适症状。患者可能会经常觉得乏力、没精神，做什么事儿都提不起劲，就像身体被掏空了一样。还会影响神经系统，让人记忆力减退、反应迟钝，甚至出现手抖、精神错乱等更严重的情况，整个生活质量都大打折扣。

● **胆汁分泌与排泄异常：消化难题接踵而至**

肝脏分泌的胆汁对消化起着至关重要的作用，特别是对于脂肪的消化和吸收。发生肝硬化的时候，肝细胞受损，胆管也可能被增生的纤维组织挤压变形，胆汁的分泌量就会减少，而且排泄也不顺畅了。这就导致吃进去的油腻食物很难被消化，稍微吃一点儿就会觉得肚子胀、不舒服，甚至恶心、呕吐。长期下去，营养吸收也成了大问题，人会变得越来越消瘦，抵抗力也跟着下降，各种疾病都更容易找上门来，身体陷入恶性循环中。

总之，肝硬化对肝脏功能的影响是多方面的，这些表现其实就是肝脏在向我们发出"求救信号"，提醒我们要重视起来，赶

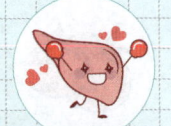

紧采取措施保护它。

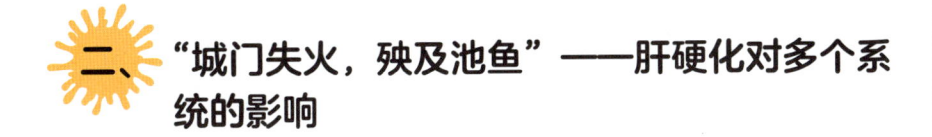

二、"城门失火，殃及池鱼"——肝硬化对多个系统的影响

• 消化系统：首当其冲的"重灾区"

肝脏与消化系统之间存在着千丝万缕的联系，而肝硬化的出现，无疑让消化系统率先陷入困境。从病理生理角度来看，肝硬化致使肝脏的组织结构发生改变，进而影响到胆汁的分泌与排泄机制。胆汁作为脂肪消化与吸收过程中的关键乳化剂，其分泌量锐减及排泄受阻，会引发脂肪泻等症状，患者在摄入富含脂肪的食物后，常出现腹胀、恶心、呕吐等消化不良表现，严重干扰了正常的消化进程。与此同时，门静脉高压这一肝硬化常见的并发症，会导致胃肠道的血液循环出现严重障碍。门静脉系统压力升高，使得胃肠道黏膜出现淤血、水肿，毛细血管通透性增加，进而破坏了胃肠道黏膜的屏障功能，易诱发胃溃疡、胃炎等消化系统疾病。更为严重的是，门静脉高压还会致使食管胃底静脉曲张，一旦曲张静脉破裂，便会引发上消化道大出血，这是肝硬化患者极为凶险的并发症之一，严重威胁着患者的生命安全，让整个消化系统遭受"重创"，正常的消化、吸收陷入紊乱状态。

• 循环系统：不堪重负的"压力链"

肝硬化对循环系统也施加了巨大的"压力"。门静脉高压形成后，腹腔脏器的血液回流受阻，大量血液淤积于门静脉系统及其属支，导致有效循环血量相对减少。为了维持机体正常的血液循环灌

注，心脏不得不通过代偿机制增加心输出量，长期处于这种高负荷运转状态下，心脏的结构和功能会逐渐发生改变，例如可能出现心肌肥厚、心肌重构等病理性改变，符合心脏的病理性重塑过程。

此外，肝脏作为众多血管活性物质代谢的重要场所，在肝硬化时其代谢功能受损，会使体内诸如一氧化氮、内皮素等血管活性物质的代谢失衡，进而引起外周血管阻力改变，血压出现波动，这种血流动力学的紊乱进一步加重了循环系统的负担，使整个循环系统仿佛置身于一条脆弱的"压力链"之中，任何一个环节的失衡都可能引发更为严重的心血管事件。

● **泌尿系统：受累颇深的"平衡器"**

泌尿系统同样"不堪其扰"。肝硬化患者常伴有低蛋白血症，这一病理状态会使血浆胶体渗透压降低，导致组织间隙液体潴留，引发全身性水肿。肾脏作为维持机体水钠平衡及排泄代谢废物的关键"平衡器"，面对这种情况，需要通过肾素 - 血管紧张素 - 醛固酮系统（RAAS）等进行代偿性调节，以维持体内液体平衡。然而，长期的代偿调节会使肾脏处于高负荷工作状态，久而久之，其滤过功能、重吸收功能等均会受到影响，肾小球滤过率可能逐渐下降，进而增加了肾功能不全甚至肾衰竭发生的风险。而且，在肝功能受损后，体内诸多代谢产物不能及时被代谢、解毒，这些物质会随血液循环进入肾脏，加重肾脏的排泄负担，干扰肾脏正常的生理代谢过程，就如同给肾脏的正常运转套上了层层枷锁，使其难以维持泌尿系统的稳态，健康状况不断恶化。

● **呼吸系统：不容忽视的"连带伤害"**

肝硬化对呼吸系统也会产生不容忽视的影响，医学上称为肝肺综合征（HPS）和门静脉性肺动脉高压（POPH）等。

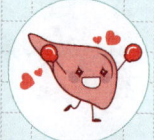

在肝肺综合征方面，肝硬化导致肝脏的血管结构改变及一些血管活性物质代谢异常，使得肺内的血管扩张，形成肺内动静脉分流。在正常情况下，氧气经过肺部的气体交换进入血液循环，而肺内动静脉分流的存在，使得部分血液未经充分氧合就直接回

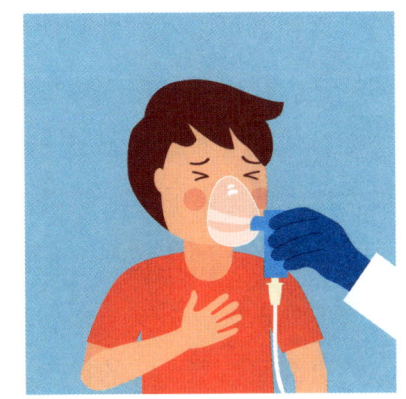

流到体循环中，导致患者出现低氧血症，表现为呼吸困难、发绀等症状，尤其在活动后更为明显，严重影响患者的日常活动能力和生活质量。

门静脉性肺动脉高压则是由肝硬化引发的门静脉高压，进而通过一些复杂的病理生理机制，导致肺动脉压力升高。长期的肺动脉高压会使右心负荷加重，右心室为了克服增高的压力而不断增厚、扩大，最终可能发展为右心衰竭。患者会出现下肢水肿加重、腹胀、颈静脉怒张等表现，同时呼吸困难也会进一步加重，给患者的心肺功能都带来沉重的打击。

● **神经系统：陷入紊乱的"指挥中枢"**

神经系统也在肝硬化的波及范围内，同样陷入了功能紊乱的困境。肝脏作为人体重要的解毒器官，其解毒功能在肝硬化时大打折扣，致使体内的氨、γ-氨基丁酸等毒性物质不能被有效代谢清除，这些物质会透过血脑屏障进入中枢神经系统，干扰神经细胞的正常代谢、电生理活动及神经递质的平衡。

临床上，患者初期可能仅表现为轻微的认知功能减退、注意力不集中、睡眠障碍等症状，随着病情进展，若毒性物质在脑内

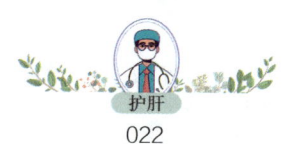

持续蓄积，可引发肝性脑病这一严重并发症，出现意识模糊、行为异常、扑翼样震颤等典型临床表现，严重影响患者的神经系统功能，使整个神经系统这一人体的"指挥中枢"陷入混乱状态，极大地降低患者的生活质量，对患者的身心健康造成巨大威胁。

总之，肝硬化宛如一颗投入平静湖面的石子，泛起的涟漪可波及多个系统，引发一系列复杂且严重的连锁反应，让整个身体的健康都面临着严峻的挑战，所以对肝硬化必须高度重视、积极治疗。

三、乙肝相关肝硬化的"全球疫情地图"

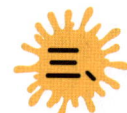

● 地域差异显著的发病率

在全球范围内，乙肝相关肝硬化的发病率呈现出极为显著的地域差异。

亚洲地区，尤其是东亚和东南亚，一直以来都是乙肝的高发区域，这也使得乙肝相关肝硬化在这里有着不容忽视的发病率。例如中国，作为人口众多且乙肝患病基数较大的国家，尽管近年来通过接种乙肝疫苗等防控措施使得乙肝患病率有所下降，但由于既往庞大的感染人群，乙肝相关肝硬化的病例数量不容小觑。在一些农村地区等医疗卫生资源相对不足的地方，部分乙肝患者未能得到及时有效的监测和治疗，从而增加了发展为肝硬化的风险。同样，印度、印度尼西亚等南亚、东南亚国家，也面临着类似的情况，其较高的人口密度及参差不齐的医疗卫生条件，共同导致乙肝相关肝硬化的发病情况较为严峻。

中东地区，部分国家受特定的文化习俗、卫生习惯及有限的

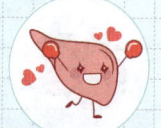

医疗投入等因素影响，乙肝病毒传播未得到很好的控制，乙肝相关肝硬化也时有发生。在对伊朗、伊拉克等国慢性乙肝患者的长期随访中发现，有一定比例的患者逐渐进展为肝硬化，给当地的公共卫生带来了不小的挑战。

非洲大陆则是乙肝相关肝硬化的其中一个重灾区。许多非洲国家面临着医疗卫生资源匮乏、民众健康意识淡薄等诸多问题，乙肝病毒感染率长期居高不下，进而导致乙肝相关肝硬化的发病率也处于高位。例如尼日利亚、埃塞俄比亚等人口众多的国家，因大量乙肝患者无法获得规范的疾病管理，故肝硬化的发生成为一种较为常见的疾病进展结果，加剧了当地医疗资源的紧张。

反观欧美地区，整体的乙肝相关肝硬化发病率相对较低。一方面得益于较为完善的医疗保障体系，乙肝疫苗的广泛接种及对乙肝患者相对规范的诊疗管理，使得乙肝病毒的传播得到了有效的遏制，从源头上减少了乙肝相关肝硬化的发病基础；另一方面，这些地区的民众对健康的重视程度较高，定期体检等健康行为较为普遍，能够早期发现乙肝病毒感染并及时干预治疗。不过，在一些特定的移民群体或者卫生保健服务覆盖不足的社区内，仍存在一定数量的乙肝相关肝硬化患者，也需要持续关注和加强防控。

● 诊断率参差不齐的现状

全球乙肝相关肝硬化的诊断率同样有着很大的差别。

在发达国家，如美国、英国、德国等，依托先进的医疗技术和完善的医疗服务网络，对乙肝患者的筛查、监测机制较为成熟，能够利用灵敏的检测手段，像高精度的乙肝病毒标志物检测、肝脏瞬时弹性成像等技术，对乙肝患者的肝纤维化程度进行早期评估，从而及时发现肝硬化迹象，其诊断率相对较高，多数乙肝患者能够在病情发展到较严重的阶段前就被确诊并开始相应治疗。

然而，众多发展中国家的情况不容乐观。由于医疗卫生资源分布不均，基层医疗单位缺乏先进的诊断设备，专业医疗人才数量不足等，很多乙肝患者即便已经出现了一些肝硬化相关的症状，如乏力、腹胀、肝区不适等，也难以得到准确的诊断。而且部分患者受经济条件限制，无法承担频繁的检查费用，进一步延误了诊断时机，导致乙肝相关肝硬化的诊断率处于较低水平，大量患者往往是在出现了严重并发症，如腹水、消化道出血等情况后才被确诊，此时病情已经较为严重，治疗难度加大，预后也变差了。

- 不同国家和地区的防控举措与成效

从全球范围来看，不同国家和地区针对乙肝相关肝硬化采取的防控举措及取得的成效各有不同。

> 中国近年来大力推行乙肝疫苗接种计划，新生儿乙肝疫苗接种率已经达到了很高的水平，从根源上减少了新增乙肝患者数量，同时不断加强对慢性乙肝患者的规范化管理，完善医保报销政策，让更多患者能够接受抗病毒治疗，在延缓乙肝向肝硬化进展方面取得了显著成效。并且通过开展公共卫生宣传活动，提高了民众对乙肝及其相关疾病的认知程度，引导患者主动就医、定期复查。这一系列措施都在一定程度上改善了乙肝相关肝硬化的防控局面。

欧洲部分国家，除了常规的乙肝疫苗接种和患者管理外，还积极开展针对高危人群（如医护人员、静脉吸毒者等）的乙肝筛查和预防工作，并且建立了完善的慢性肝病随访体系，通过多学科协作的方式对乙肝相关肝硬化患者进行综合治疗，提高了患者的生活质量，降低了肝硬化相关并发症导致的死亡率。

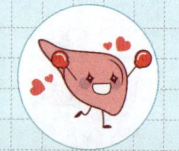

而在非洲一些经济欠发达地区，尽管国际组织和部分国家给予了一定的医疗援助，帮助当地开展乙肝疫苗接种、提供基础的抗病毒药物等，但受基础设施薄弱、专业人员培训难度大等诸多因素限制，防控工作仍面临着巨大挑战，乙肝相关肝硬化的发病率下降缓慢，整体防控成效还有待进一步提升。

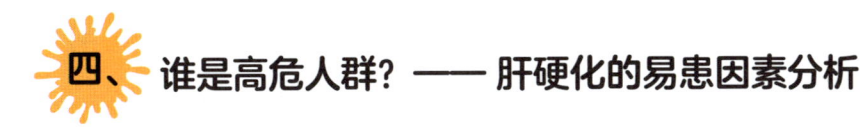

四、谁是高危人群？—— 肝硬化的易患因素分析

• 慢性乙肝病毒感染 —— 隐匿的"定时炸弹"

慢性乙肝患者无疑是肝硬化的高危人群之一。乙肝病毒一旦侵入人体，就可能在肝脏内长期"潜伏"，持续对肝细胞造成损伤。那些长期携带乙肝病毒，尤其是乙肝表面抗原（HBsAg）阳性持续多年，且体内乙肝病毒处于活跃复制状态的人群，肝细胞在病毒的反复侵袭下，会不断出现炎症反应。随着时间的推移，炎症引发的肝细胞损伤与修复过程反复交替，就容易导致肝脏纤维组织增生，进而一步步发展为肝硬化。相关研究统计，在未经规范抗病毒治疗的慢性乙肝患者中，有20%~30%会在5~10年进展为肝硬化，可见这一群体面临的肝硬化风险不容小觑，就如同身体里藏着一颗隐匿的"定时炸弹"，随时可能"引爆"，对肝脏健康造成严重破坏。

• 酗酒 —— 肝脏的"慢性杀手"

酗酒是引发肝硬化的又一重要易患因素，那些长期大量饮酒的人群处于肝硬化的高风险之中。酒精在进入人体后，绝大部分需要在肝脏中进行代谢，而这个代谢过程会产生一系列有害物质，比如乙醛等。乙醛具有很强的毒性，它会直接损伤肝细胞，干扰肝细胞的正常功能及细胞内的信号通路等。长期酗酒使得肝脏持续遭受这些有害物质的攻击，肝细胞先是出现脂肪变性，也就是我们常说的"酒精性脂肪肝",如果此时还不戒酒,肝脏的损伤会进一步加剧,炎症反应不断升级,纤维组织逐渐增生并沉积,慢慢发展为肝纤维化,最终很可能恶化为肝硬化。研究表明,每天饮酒量折合酒精量男性超过 40 g、女性超过 20 g［酒精量(g)换算公式:饮酒量(mL)× 酒精含量(%)×0.8］,且持续饮酒年限较长的人群,肝硬化的发病风险会显著增加。酗酒就像一个"慢性杀手",悄无声息地侵蚀着肝脏的健康防线。

•肥胖与代谢综合征——健康的"潜在威胁"

肥胖及患有代谢综合征的人群,也是肝硬化的易患群体。随着现代生活方式的改变,肥胖问题日益凸显,而肥胖往往伴随着一系列代谢紊乱,构成了代谢综合征,包括胰岛素抵抗、血脂异常、高血压等情况。肝脏在这样的代谢环境下,会出现脂肪过度堆积,形成非酒精性脂肪性肝病(NAFLD)。起初可能只是单纯的肝脂肪变性,但如果病情持续进展,在炎症因子等多种因素的作用下,肝脏会出现炎症反应,进而发展为非酒精性脂肪性肝炎(NASH)。非酒精性脂肪性肝炎是肝纤维化及肝硬化的重要"前奏",相关数据显示,有 15%~25% 的非酒精性脂肪性肝炎患者在 10~15 年会出现肝硬化,这对于肥胖与代谢综合征患者来说,无疑是一大潜在威胁,时刻可能影响肝脏的正常功能,促使肝硬化发生。

•长期服用肝损伤药物或保健品——用药或保健品的"双刃剑"

长期服用肝损伤药物或保健品的人群,是肝硬化的高危群体,用药或保健品不当易引发药物性肝损伤,进而增加肝硬化风险。

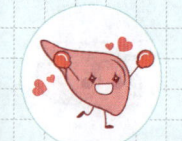

①抗结核药（如异烟肼、利福平等）：因需长期服用，在肝脏代谢时会损伤肝细胞。像异烟肼干扰代谢酶系统致物质代谢紊乱，利福平改变细胞膜通透性影响细胞功能。部分抗生素（如四环素类）使用不当或长时间用，易在肝脏蓄积，引发肝细胞炎症、坏死等损伤。抗肿瘤化疗药在杀伤肿瘤细胞的同时，也会损害肝细胞。

②中药：不仅是西药，不正确使用中药同样值得关注。不少人误以为中药天然无害，实则部分含肝毒性成分。像雷公藤、黄药子等，若剂量过大、用药过久或炮制不当，就易伤肝。比如雷公藤多苷片过量服用可致肝细胞坏死，黄药子久服会引起脂肪变性、胆汁淤积等肝损伤表现。

③保健品：如今保健品市场庞大，不少人盲目跟风服用，却忽略其伤肝风险。一些保健品为达功效添加多种成分，有的成分会加重肝脏负担，长期大量服用，肝脏代谢易出问题，导致肝细胞受损、发炎。

这些药物或保健品经肝脏代谢，通过干扰肝细胞内酶系统、破坏细胞膜结构、引发免疫反应等，致使肝细胞受损，出现药物性肝损伤。若损伤反复发生，肝脏修复机制过度激活，纤维组织增生，如同埋下肝硬化的"种子"，增加肝硬化发病可能。

• 有肝硬化家族史 —— 先天的"健康隐患"

遗传因素在肝硬化的发生、发展中也起着不可忽视的作用，那些有肝硬化家族史的人群，相较于普通人群，患肝硬化的风险更高。某些遗传性肝病，比如肝豆状核变性、血色病等，其患者本身就存在基因缺陷，会导致体内铜、铁等金属离子代谢异常，使得这些物质在肝脏等器官内异常沉积，进而对肝细胞造成损伤，引发肝脏的慢性炎症、纤维化等病变，最终容易发展成肝硬化。即使没有明确的遗传性肝病，家族中肝硬化高发的情况也可能暗示存在一些尚未明确的遗传的易感因素，让后代在相似的生活环境和生活方式下，更易受到各种外界因素影响，导致肝脏出现问题，朝着肝硬化的方向发展，这种先天的"健康隐患"时刻提醒着有肝硬化家族史的人群要更加重视肝脏健康，定期进行肝脏相关检查，以便早发现、早干预。

小结

本章详细介绍了乙肝相关肝硬化的危害和流行现状。在全球范围内，乙肝相关肝硬化的发病率、诊断率在不同地区差异很大，防控成效也各不相同。肝硬化不仅会严重破坏肝脏的代谢、解毒等功能，还会影响消化系统、循环系统等多个系统，引发一系列严重并发症。同时，我们也了解到慢性乙肝患者、酗酒成瘾者等是高危人群。认识这些，有助于大家重视自身健康。高危人群更要加强预防，定期体检，做到早发现、早治疗，降低乙肝相关肝硬化带来的健康风险。

互动思考

看到这些乙肝相关肝硬化的危害和流行现状，你觉得社会应该在哪些方面加强对乙肝相关肝硬化的防控？对于高危人群，你认为应该怎样提高他们的疾病防范意识呢？

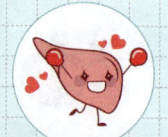

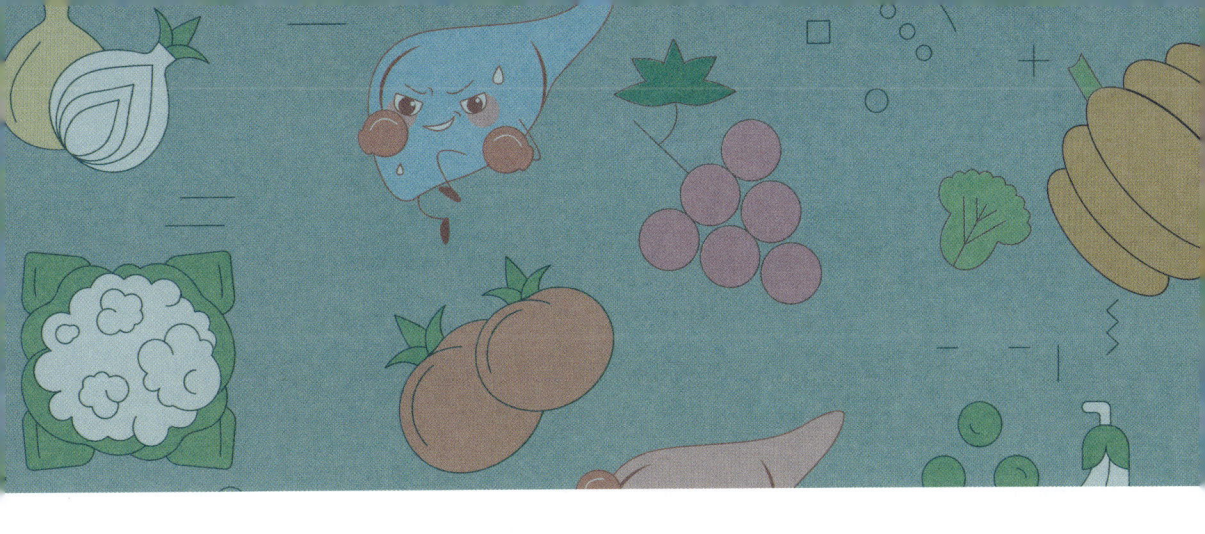

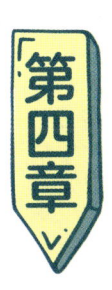

第四章 乙肝相关肝硬化的"侦查工具"
——经典诊断标志物解析

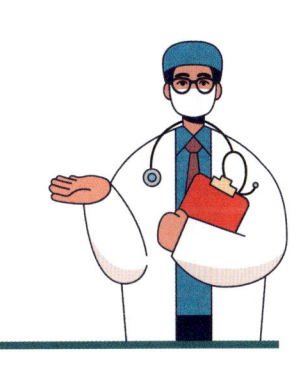

内容提要

在诊断乙肝相关肝硬化时，准确判断至关重要，而各类诊断标志物给我们提供了关键线索。本章首先介绍肝纤维化四项这一组血液标志物，它们能反映肝纤维化情况，但存在一定局限性。接着讲解超声、CT、MRI等影像学检查，从诊断肝硬化的原理、检查注意事项到影响结果准确性的因素都进行了详细说明。最后强调病理学检查的关键作用，尤其是肝穿刺活检对确诊病情的重要性。同时指出，临床诊断通常需多种诊断方法协同，相互印证。

在对抗乙肝相关肝硬化的"战役"中，准确的诊断是至关重要的第一步，就如同侦探破案需要可靠的线索一样，我们也需要利用"侦查工具"获取关键线索来揭开乙肝相关肝硬化的真面目。这些线索其实就是各类诊断标志物，它们隐藏在身体的各种表现和检测数据之中，默默为我们传递着肝脏健康状况的关键信息。

无论是血液里的一些特殊成分，还是影像学检查呈现出的肝脏形态特点，抑或是通过肝脏组织活检获取的微观证据，都像是拼图碎片，我们可以用它们一点点拼凑出肝脏是否已经发生纤维化，甚至是否进展到了肝硬化阶段的"完整画面"。接下来，就让我们一起深入了解一下乙肝相关肝硬化的这些经典"侦查工具"，看看它们是如何发挥作用，助力我们判断病情的吧。

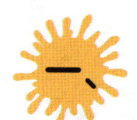

一、血液里的"秘密信号"——肝纤维化四项

常见血液标志物——肝纤维化四项，作为肝纤维化诊断中不可或缺的关键指标，涵盖了能够反映肝细胞外基质代谢状态及纤维化程度的多个要素，在临床实践中对于评估肝脏是否发生纤维化及纤维化进展程度等方面，发挥着至关重要的作用。

①Ⅲ型前胶原（PCⅢ）：是反映肝纤维化时细胞外基质中胶原合成代谢情况的关键指标。当正常时，其在血液中的含量处于稳定低水平；当肝纤维化时，肝细胞大量合成胶原纤维，PCⅢ被释放到血液中，含量升高，其持续高于正常范围提示肝脏可能正处于纤维化过程，是肝硬化早期预警信号之一。

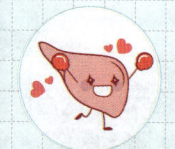

②层粘连蛋白（LN）：主要存在于肝窦内皮细胞和肝细胞之间，维持肝脏正常结构。肝纤维化发展中，细胞外基质改变，LN合成与降解平衡被打破，更多LN进入血液致其水平升高，临床上检测到LN水平升高意味着肝纤维化程度在加重，提示可能向肝硬化进展。

③透明质酸（HA）：原本在肝脏内广泛分布且能被肝脏正常代谢清除，但在肝脏受到乙肝病毒的长期侵袭并出现肝纤维化、肝硬化时，肝脏代谢功能下降，对HA清除能力减弱，同时肝细胞持续合成HA，使血液中HA含量显著增多，可据此了解肝纤维化和肝硬化进展情况。

④Ⅳ型胶原（Ⅳ-C）：在肝脏基底膜中含量丰富，是肝细胞外基质重要成分。肝纤维化早期，其胶原代谢变化，合成增加、分解减慢，多余Ⅳ-C进入血液致血液中Ⅳ-C含量上升，其异常升高提示可能存在肝纤维化或已发展到肝硬化阶段。

需要注意的是，上述肝纤维化四项虽常用于肝纤维化诊断，但也存在不足：其特异性欠佳，易受其他疾病干扰致误诊；敏感性有限，早期肝纤维化可能漏诊；动态监测精准性不足，难以实时反映肝纤维化的变化；受个体差异影响大，结果解读较复杂，在使用时需结合其他诊断方法综合判断。

二、肝脏的"影像日记"——影像学诊断

在肝硬化的诊断"版图"里，影像学检查结果宛如一本本"影像日记"，忠实地记录着肝脏内部一点一滴的变化，它们从不

同角度、以不同方式为我们揭开肝脏的"神秘面纱",无论是形态、质地还是血流情况,都留下了可供探寻的线索。

(一)超声检查

1. 诊断肝硬化的原理

随着肝脏从肝纤维化逐渐发展为肝硬化,肝脏的形态、实质回声及血流动力学等方面会出现更为显著的改变,超声可据此进行诊断。在形态上,肝硬化时肝脏体积明显缩小,边缘呈锯齿状或结节状不规则改变,肝脏各叶比例失调,如右叶萎缩,左叶和尾状叶相对增大。肝脏实质回声变得粗糙、增强且不均匀,可观察到弥漫分布的高回声结节,代表再生结节形成。门静脉高压是肝硬化的重要并发症,超声下可见门静脉、脾静脉增宽,血流速度减慢,甚至出现逆流现象,脾脏也会因淤血而显著增大。此外,肝硬化状态下肝硬度值会大幅升高,通过超声弹性成像技术测量肝硬度值,以此辅助判断肝硬化的发生及程度。

2. 检查注意事项

• **患者准备方面**

患者在检查前需禁食2~4小时,以减少胃肠道气体干扰,使肝脏图像更清晰。同时,患者要穿着宽松、便于暴露腹部的衣物,按要求采取仰卧位或侧卧位,充分暴露肝脏区域,便于检查操作。

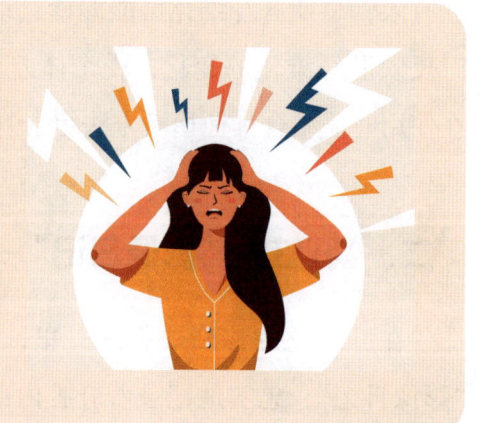

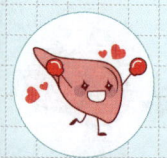

对于情绪紧张的患者，可适当安抚，使其保持放松状态，因为紧张可能导致腹部肌肉紧绷，影响超声探头与皮肤的贴合及图像质量。

• 探头操作方面

操作人员要依据患者体型选择合适频率的探头，操作时动作轻柔、平稳，确保对肝脏各个部位进行全面、细致的扫查，尤其要重点观察肝脏边缘、肝门区及各叶比例等，避免遗漏重要病变特征。

适时调整超声仪器的增益、时间增益补偿等参数，保证肝脏实质、血管及结节等结构能清晰显示，同时多切面观察并记录肝脏的形态、回声及血流情况，为诊断提供准确依据。

3. 影响结果准确性的因素

• 患者自身因素

①**肥胖**：肥胖患者的大量皮下脂肪会使超声波严重衰减，导致肝脏图像模糊、回声减弱，难以清晰分辨肝脏的结节、边缘形态等的肝硬化特征性改变，容易造成漏诊或对肝硬化程度的低估。

②**胃肠道气体**：胃肠道内过多气体可遮挡肝脏部分区域，使超声无法有效穿透，产生回声缺失或伪影，干扰对肝脏整体形态、实质回声及血流情况的观察，进而影响肝硬化诊断的准确性。

③**呼吸运动**：患者呼吸不均匀或未按要求配合呼吸动作，会使肝脏在超声图像上出现位置移动，产生运动伪影，影响对肝脏形态及各结构的准确判断，尤其不利于观察门静脉、脾静脉血流情况等重要诊断信息。

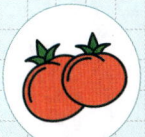

● **操作者相关因素**

①经验和技术水平：超声图像解读存在一定主观性，不同操作者对肝硬化时肝脏回声改变、结节形态及血流异常等特征的判断标准和识别能力有差异，经验丰富者能更准确判断肝硬化及其程度，而经验不足者可能出现误判情况。

②操作规范程度：探头放置位置不准确、扫查不全面、参数调节不当等操作不规范问题，均会影响图像质量，导致对肝脏关键结构和病变特征观察不充分，从而影响肝硬化诊断结果的准确性。

（二）CT 检查

1. 诊断肝硬化的原理

在肝硬化阶段，CT 图像能呈现出多方面典型改变来辅助诊断。肝脏形态方面，表现为体积缩小、表面凹凸不平且呈结节状，各叶之间比例失调更为明显，与超声观察到的形态改变相呼应。肝脏密度在 CT 图像上不均匀，由于纤维组织增生、再生结节形成及可能存在的脂肪变性等原因，可出现局灶性的低密度或高密度区域。增强 CT 检查时，肝脏实质强化不均匀，再生结节可呈相对低密度或等密度表现，与周围肝组织形成对比。门静脉高压相关表现更为突出，如门静脉、脾静脉明显增宽，脾大，还可观察到食管胃底静脉曲张等侧支循环开放的间接征象，这些都为肝硬化的诊断提供有力依据。

2. 检查注意事项

● **患者准备方面**

患者在检查前需禁食 4~6 小时，减少胃肠道内容物对图像的

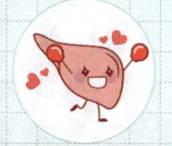

干扰，对于拟行增强 CT 检查的患者，禁食要求更严格，以降低检查过程中呕吐等不良反应发生风险。同时要去除检查部位附近的金属物品，防止产生伪影影响图像质量。

向患者详细说明检查流程及配合要点，如保持固定体位、按指令进行呼吸控制等。对于不能配合的儿童、意识不清的患者等，可能需采取相应镇静措施确保检查顺利进行。

• 检查操作方面（尤其针对增强 CT 检查）

在进行增强 CT 检查时，需提前了解患者的过敏史、肾功能情况等，严格掌握对比剂使用的适应证和禁忌证。对比剂通常经静脉快速注入，要确保注射速度、剂量准确无误，并密切观察患者在注射过程中的反应，一旦出现皮疹、呼吸困难等过敏症状需及时处理。

根据扫描部位和诊断需求合理设置扫描参数，如层厚、螺距、扫描范围等，确保能完整清晰地显示肝脏及周围相关结构，对于重点怀疑肝硬化改变的区域可适当进行薄层扫描，提高图像分辨率，更准确地观察肝脏细节特征。

3.影响结果准确性的因素

• 患者自身因素

①肝脏基础性疾病：若患者同时患有其他肝脏疾病，如肝囊肿、血管瘤、脂肪肝等，这些病变在 CT 图像上的表现可能会掩盖或混淆肝硬化的特征性改变。例如脂肪肝会使肝脏整体密度改变，增加准确判断肝硬化时肝脏实质密度异常的难度，需要仔细鉴别。

②呼吸运动：在扫描过程中患者呼吸配合不佳，会使肝脏在不

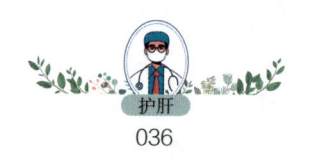

同层面图像上出现位置移动，产生运动伪影，导致图像模糊不清，影响对肝脏形态、密度及门静脉系统等关键特征的观察，干扰肝硬化诊断的准确性。

• **设备及对比剂相关因素**

①CT 设备性能：不同档次的 CT 设备其图像分辨率、空间分辨率等存在差异，性能较差的 CT 设备可能无法清晰显示肝硬化时肝脏的细微形态改变、再生结节及密度差异等情况，影响诊断的敏感性和准确性。

②对比剂因素：对比剂的种类、浓度、注射剂量及注射速度等都会影响肝脏增强后的图像表现，如果这些参数设置不合理，肝脏强化效果不理想，不利于发现和判断肝硬化相关的密度及血流灌注变化，进而影响诊断结果。

（三）MRI 检查

1. 诊断肝硬化的原理

MRI 检查凭借其多参数成像和对软组织的高分辨能力，能从多个角度反映肝硬化的病理特征。在常规的 T1 加权成像（T1WI）和 T2 加权成像（T2WI）上，肝硬化时肝脏实质信号强度有明显改变，再生结节在 T1WI 上多表现为等信号或稍高信号，在 T2WI 上可为等信号或稍低信号，与周围肝组织形成对比。纤维间隔在 T2WI 上常呈高信号，勾勒出肝脏的结节状改变。弥散加权成像（DWI）可检测肝脏内水分子扩散运动情况，肝硬化的

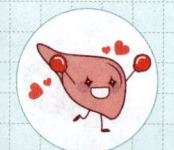

再生结节及纤维组织增生区域因水分子扩散受限，在 DWI 图像上表现为高信号，通过测量表观弥散系数（ADC）值来定量分析扩散受限程度，辅助判断肝硬化程度。磁共振弹性成像（MRE）通过检测肝硬度值来反映肝硬化情况，硬度值增加提示肝硬化进展。此外，MRI 检查还能很好地显示门静脉高压所致的侧支循环开放、脾大等改变，以及发现肝脏可能合并的其他病变，为肝硬化诊断提供全面信息。

2. 检查注意事项

• 患者准备方面

> 患者务必提前去除身上所有金属物品，包括金属首饰、金属假牙、带有金属的衣物等，因为金属物品在磁场中会产生伪影，严重干扰图像质量，甚至可能影响检查安全。

医生向患者充分解释检查过程及注意事项，由于 MRI 检查时间较长，要求患者保持安静、放松，并严格按照指令进行呼吸控制或屏气，必要时可提前对患者进行呼吸训练。对于儿童、老年人或难以配合的患者，需采取镇静措施确保检查顺利进行。

• 检查操作方面

根据检查目的和肝脏部位选择合适的成像序列及参数，不同序列组合对肝硬化不同特征的显示效能各异，需要有经验的操作人员进行合理搭配，以获取最佳图像信息。对于增强 MRI 检查，要严格掌握对比剂的使用方法，包括剂量、注射速度等，同时密切观察患者有无过敏反应等情况，在注射对比剂后按照规定时间进行扫描，获取肝脏不同时相的增强图像。

3.影响结果准确性的因素

• **患者自身因素**

①**体内金属植入物**：体内存在心脏起搏器、金属假牙、骨科内固定钢板等金属植入物的患者通常无法进行MRI检查，即便部分可兼容MRI检查的金属植入物，也可能在图像上产生伪影，影响对肝脏区域的观察，干扰肝硬化诊断结果。

②**肝脏铁过载或脂肪变性**：肝脏铁过载会破坏磁场均匀性，导致图像出现信号不均匀、伪影等情况，使基于信号变化判断肝硬化特征的准确性受到影响；而脂肪变性会改变肝脏正常的信号特征，增加鉴别肝硬化相关信号改变的难度，不利于准确诊断。

• **设备及操作相关因素**

①**磁场强度及均匀性**：高场强的MRI设备一般能提供更好的图像分辨率和信号质量，但设备磁场的均匀性至关重要，若磁场不均匀，会产生各种伪影，使图像变形、信号失真，严重影响对肝硬化相关信号改变、肝脏形态及结构的准确判断。

②**操作人员技术水平**：MRI检查涉及复杂的成像序列和参数设置，操作人员需要具备丰富的专业知识和经验，才能准确选择合适的序列、调整好参数，并正确解读图像信息。技术水平不佳的操作人员可能因操作不当而使图像质量不佳，进而影响肝硬化诊断的准确性。

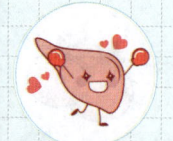

超声检查、CT 检查和 MRI 检查这三种影像学检查方法在诊断肝硬化时各有其独特的原理、检查注意事项及影响结果准确性的因素，在临床应用中需综合考虑这些方面，并结合患者具体情况及其他相关诊断手段，来提高肝硬化诊断的准确性。

三、肝脏组织的"微观世界"——病理学检查的关键作用

肝脏内部的微观变化往往蕴含着诸多疾病的关键信息。病理学检查能够帮助我们深入肝脏组织的"微观世界"，放大并精准捕捉肝脏病变的"蛛丝马迹"，在肝脏疾病尤其是肝硬化等病症的诊断、病情评估及预后判断等方面都发挥着不可或缺的作用。

● 肝穿刺活检：打开"微观世界"的"钥匙"

肝穿刺活检是打开肝脏组织"微观世界"的关键"钥匙"，能助力获取病理学标志物信息，为准确诊断病情服务。

术前，医生会全面掌握患者的病史，重点排查有无出血性疾病、是否服用影响凝血功能的药物，同时安排血常规、凝血功能、肝功能等检查，评估能否进行穿刺。在患者充分了解操作风险并签署知情同意书后，还需接受呼吸训练，以便能在穿刺时配合屏住呼吸，固定肝脏，便于取材。

在穿刺时，先是精准定位。借助超声、CT 等影像技术，依据肝脏大小、形态及病变位置，规划最佳穿刺点与路径，小心避开大血管、胆管等重要结构，降低出血、胆瘘等风险。

接着进行局部麻醉，选用利多卡因按逐层浸润方式，对穿刺部位的皮肤、皮下组织及肝脏包膜充分麻醉，减轻患者穿刺痛苦，使其更好配合操作。

核心的穿刺取材环节，医生用特制穿刺针，在超声引导下沿既定路径

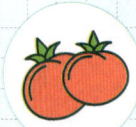

快速刺入肝脏，获取 1~2 cm 长的肝脏组织标本，应保证该标本含足够的肝小叶结构，利于后续病理分析。

在穿刺完成后，立即用无菌纱布按压止血、包扎，安排患者卧床休息。医护人员应密切监测患者的血压、心率、呼吸等生命体征，留意穿刺部位有无异常，休息时长依个体与穿刺情况定在 6~24 小时。获取的标本会按要求妥善处理并及时送病理科检查。

虽然肝穿刺活检是有创检查，存在出血、胆瘘、感染、气胸等风险，但只要严格做好术前评估、术中规范操作、术后细致观察，就能有效控制风险，保障检查安全，让这把"钥匙"发挥作用，为肝脏疾病的诊断提供有力依据，守护肝脏健康。

- **纤维化标志物的出现：早期预警的"信号兵"**

肝纤维化是肝脏疾病进展中的一个关键阶段，若未能及时察觉并干预，极有可能发展为更为严重的肝硬化等病症。而纤维化标志物就如同敏锐的"信号兵"，在早期默默发出预警，为我们争取防治的先机，其专业价值不容小觑。

在众多纤维化标志物里，胶原纤维增生情况是重要的观测指标。在正常肝脏中，胶原纤维有序分布在血管、胆管周边，起着稳定肝脏结构的关键作用。然而，一旦肝脏遭受如病毒感染、长期酗酒、药物损伤等不良因素影响开始纤维化进程，Ⅰ型、Ⅲ型胶原纤维便会打破常规，在窦周隙、汇管区等部位大量异常沉积，逐渐"编织"出纤维间隔，不断侵蚀肝脏原本有序的组织结构。此时，借助专业的马松（Masson）三色染色等特殊染色方法，病理医生能够让这些增生的胶原纤维在显微镜下清晰呈现出特定颜色（常为蓝色），进而精准判断其增生范围与程度，由此对肝纤维化所处阶段做出准确评估，为肝硬化的发生提前敲响警钟。

肝星状细胞同样是肝纤维化过程中的关键角色。在正常状态下，它们处于相对静止状态，肩负着储存维生素 A 等物质的重要职责，维持着肝脏

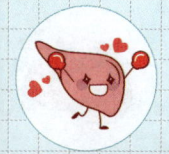

内环境的一种稳态。可当外界有害因素来袭，比如乙肝病毒持续感染、长期大量饮酒导致酒精性肝损伤等情况出现时，肝星状细胞会被激活，进而转变为肌成纤维细胞样细胞。这一转变可不简单，它们会开启"工作模式"，大量合成并分泌胶原纤维等细胞外基质成分，同时自身形态也会发生明显变化，像细胞体积增大、胞质内脂滴减少等特征随之出现。而通过免疫组化这类专业病理学技术，标记肝星状细胞特异性的标志物（如平滑肌肌动蛋白α），专业人员就能清晰追踪其活化状态，准确把握肝纤维化的活跃程度，为后续制订科学合理的治疗方案及动态监测病情进展提供有力依据。

● 假小叶的形成：确诊病情的"铁证"

假小叶的形成，无疑是肝硬化在病理学层面极具标志性的特征，堪称确诊的"金标准"之一。

正常的肝脏有着井然有序的小叶结构，肝细胞各司其职，维持着肝脏正常的生理功能。但在肝硬化发生时，肝脏仿佛经历了一场"内乱"，原本的小叶结构遭到严重破坏，纤维组织开始大量增生并肆意蔓延，如同编织了一张错综复杂的"网"，将再生的肝细胞结节分割包绕起来，形成了一个个大小不一、形态各异的肝细胞团，也就是我们所说的假小叶。

在显微镜下仔细观察这些假小叶，能发现诸多典型特征。如，肝细胞排列杂乱无章，全然没了往日的规整，而且还伴有不同程度的变性、坏死现象，仿佛一支失去纪律的"队伍"。更为关键的是，假小叶内的中央静脉也变得"面目全非"，常常出现缺如、位置偏移，甚至会有两个以上中央静脉的情况，其周围的纤维间隔宽窄也参差不齐。凭借病理医生专业且细致的观察，对假小叶的数量、大小、形态及分布情况进行精准分析，就能果断判断是否为肝硬化，并且依据这些信息对肝硬化进行严谨的病理分期，为后续治疗提供坚实可靠的依据，让治疗方案更具针对性。

此外，在肝硬化过程中出现的再生结节同样不容忽视，它们也是重要的病理学标志物。这些再生结节分为大结节和小结节，

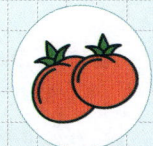

各具特点。大结节细胞形态相对规则，血供往往比较丰富，不过其中部分却暗藏"危机"，存在恶变的潜在风险，就像隐藏在暗处的"不定时炸弹"；而小结节则显得更为密集，细胞分化程度稍低一些。通过运用诸如苏木精—伊红染色（HE 染色）观察细胞形态、免疫组化检测相关蛋白表达等专业病理学手段，对再生结节进行全面深入的分析，专业人员便能清晰了解肝脏的再生修复能力及癌变倾向，这对于准确把握病情、制订合理的随访监测计划及适时调整治疗策略都有着深远意义。

四、"多管齐下"——诊断标志物的协同作战

在诊断乙肝相关肝硬化这一复杂又关键的任务中，医生扮演着经验丰富的"医学侦探"角色，每一个判断都得慎之又慎，绝不能仅凭单一指标就草率下结论，而是要依靠多方面信息相互印证。病理学检查结果就像是"终审判决"，它和血液学指标、影像学检查结果紧密配合，以各自的优势弥补其他检查的不足，从不同角度提供证据，让医生能够抽丝剥茧，准确诊断肝硬化，并清晰了解病情所处阶段，进而制订出最适宜的治疗方案。

• 病理学检查与血液学指标协同

血液学指标往往能率先给出肝功能变化的"信号"。像谷丙转氨酶（ALT）、谷草转氨酶（AST）水平升高，提示肝细胞可能存在损伤；胆红素水平异常，反映肝脏代谢胆红素的能力出现问题；凝血酶原时间延长，则意味着肝脏合成凝血因子的功能受损，这些都可能是肝硬化的早期"蛛丝马迹"或者病情进展的表现。

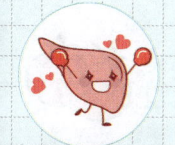

然而，仅凭这些血液学指标异常还不能确诊肝硬化，因为它们缺乏特异性，很多肝脏疾病都可能导致类似变化。此时，病理学检查结果就能发挥关键的"一锤定音"作用了。例如，当血液学指标显示转氨酶等轻度异常时，若病理学检查通过肝穿刺活检发现肝脏有纤维组织增生、假小叶开始形成等典型的肝硬化病理改变，哪怕这些改变还处于早期阶段，结合血液中反映出的肝功能异常情况，医生就能更有把握判断是肝硬化在作祟，而非其他普通肝脏疾病导致的一时性指标波动。

• 病理学与影像学检查协同

影像学检查能直观呈现肝脏的形态、结构变化。早期肝硬化时，超声可能只是发现肝脏回声稍增粗、门静脉稍增宽等不太典型的表现；随着病情发展，CT、MRI检查能清晰展示出肝脏体积缩小、表面凹凸不平、有再生结节形成等特征。

可单纯依靠影像学所见也不能完全确诊肝硬化，毕竟有些肝脏良性病变也可能出现类似的形态改变。这时病理学检查就来助力了。比如CT检查发现肝脏有可疑结节，而病理学检查可以通过肝穿刺活检获取结节组织，分析其细胞形态、结构及是否存在恶变倾向等，明确这些结节到底是肝硬化导致的再生结节，还是其他性质的病变，同时结合肝脏整体的病理改变，像是否存在广泛的纤维间隔、假小叶情况等，与影像学呈现的肝脏形态改变相互印证，从而精准判断肝硬化的存在及具体分期，更准确地评估病情严重程度。

小 结

　　本章为我们介绍了乙肝相关肝硬化的多种诊断方法。肝纤维化四项等血液标志物能反映肝纤维化情况,但存在一定局限性;超声检查、CT 检查、MRI 检查等影像学检查可从不同角度观察肝脏形态、结构变化,不过也受多种因素影响;病理学检查结果是诊断肝硬化的重要依据,尤其是肝穿刺活检能提供关键信息。在临床诊断中,通常需要多种诊断方法协同,互相印证。这让我们明白,临床准确诊断乙肝相关肝硬化需要综合考量多方面因素。患者应积极配合医生进行各项检查,以便医生精准判断病情,制订合适的治疗方案。

互动思考

　　你认为患者在进行这些诊断性检查时,最大的顾虑是什么?如何能让患者更好地配合检查,提高诊断的准确性呢?

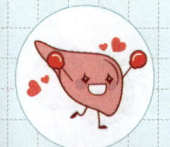

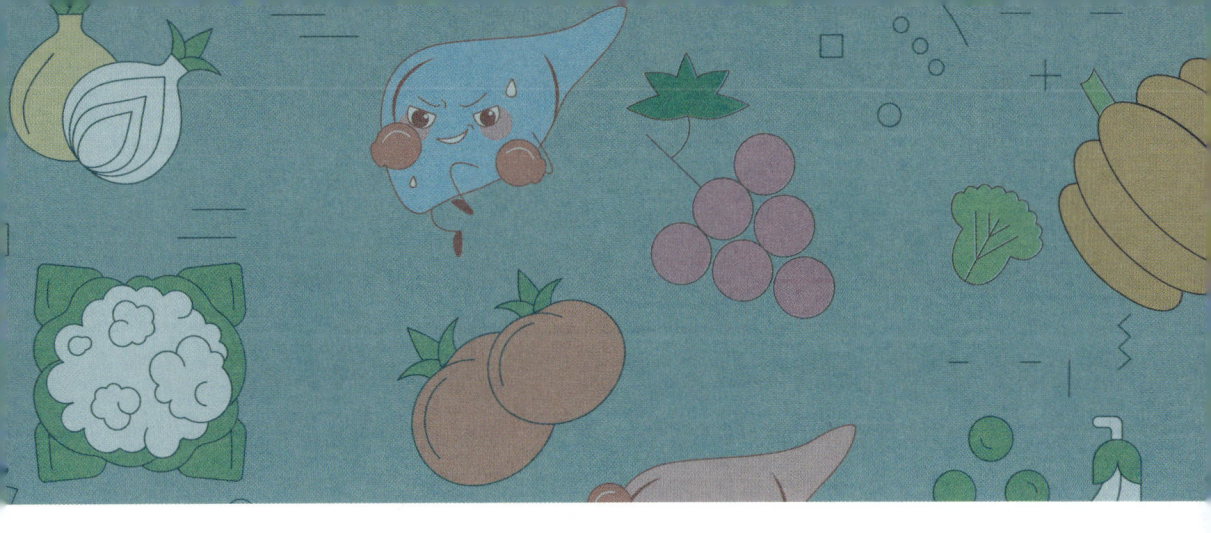

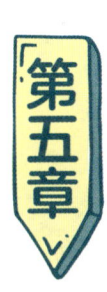

第五章 乙肝相关肝硬化诊断的"科技升级"
——最新进展揭秘

内容提要

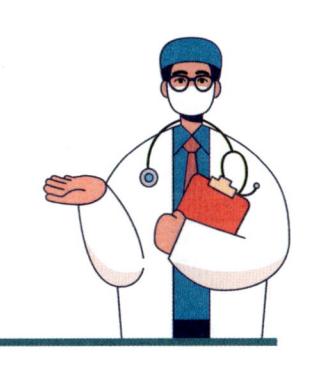

科技的进步为乙肝相关肝硬化的诊断带来新希望。本章聚焦新型血清学标志物,如壳酶蛋白、高尔基体蛋白73(GP73),它们为早期诊断提供了新途径,但会受个体差异等因素影响。FIB-4评分模型和APRI评分模型等数学模型计算简便,可辅助判断病情,不过也有其局限性。肝纤维化无创扫描凭借操作简便、结果获取快等优势,在早期筛查中意义重大,但检测结果也会受多种因素干扰。这些新方法相互补充,推动了诊断技术的发展。

在乙肝相关肝硬化的诊断领域，科技的持续进步正不断为医生带来更有力的"武器"，让精准诊断变得愈发可能。接下来，咱们就来详细了解一下这里面的新进展，尤其是新型血清学标志物及备受瞩目的肝纤维化无创扫描。

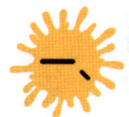

一、新型血清学标志物：肝硬化早期诊断的"新帮手"

以往，传统的血清学标志物在肝硬化诊断过程中虽发挥了一定作用，但随着医学研究的深入，其在特异性、敏感性等方面的不足逐渐显现出来。在此背景下，一批新型血清学标志物应运而生，为乙肝相关肝硬化的早期诊断带来了新的曙光。

• 壳酶蛋白：肝纤维化的"敏锐侦察兵"

壳酶蛋白主要由肝脏内的肝窦内皮细胞所分泌，在正常生理状态下，其在血液中的含量维持在相对稳定的水平。

当肝脏受到乙肝病毒的持续影响，开始进入肝纤维化早期阶段时，肝脏内的微环境发生改变，刺激肝窦内皮细胞，使得壳酶蛋白的分泌量逐渐增多，其在血液中的含量随之出现上升趋势。此时，通过高精度的检测手段，已经能够发现壳酶蛋白含量相较于正常状态有所升高，这为医生早期察觉肝脏的纤维化改变提供了重要线索。

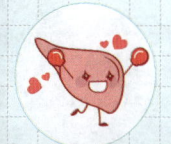

随着纤维化进程的推进，肝脏内纤维组织不断增生、沉积，肝小叶结构逐渐被破坏，肝功能受到一定程度的影响。在这个阶段，壳酶蛋白在血液中的含量会持续升高，且升高幅度更为明显。相关临床研究数据显示，在肝纤维化中期，壳酶蛋白的含量相比早期又有显著增加，其诊断肝纤维化的敏感性可以达到80%，特异性也能维持在60%~70%。这意味着，医生通过定期检测血液中壳酶蛋白的含量变化，能较为准确地把握肝纤维化的进展程度，及时调整诊疗策略。

而当肝脏病变进一步发展，达到肝硬化阶段时，肝脏的组织结构发生了根本性改变，纤维组织大量增生形成假小叶，肝功能严重受损。此时，壳酶蛋白在血液中的含量往往处于一个较高水平，且与肝纤维化及肝硬化的严重程度呈现出一定的相关性。不过，值得注意的是，虽然壳酶蛋白在肝硬化阶段的高水平提示病情较为严重，但它也并非肝硬化的绝对确诊指标，因为其他一些复杂的肝脏疾病或全身性疾病可能也会对其产生影响，导致结果出现偏差。

• GP73：病情鉴别"好助手"

GP73同样是备受关注的新型血清学标志物。在健康的肝脏组织中，GP73的表达量相对平稳，处于一种较为稳定的生理状态。但当乙肝病毒引发肝脏出现炎症反应，在肝脏向纤维化乃至肝硬化发展的过程中，肝细胞内的GP73表达会出现显著上调，使得其在血液中的水平随之升高。经过分析大量临床病例发现，GP73在诊断肝硬化方面展现出了良好的效能，其诊断肝硬化的敏感性为

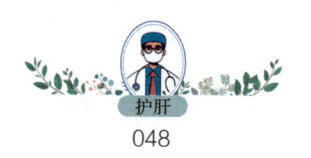

> 38.2%~93.5%，特异性为 60.3%~90.2%。这一特性使得 GP73 成为医生鉴别肝脏是单纯处于炎症阶段，还是已经进展到肝纤维化、肝硬化阶段的重要参考指标之一，有助于医生更加精准地把握病情的严重程度，从而制订出更贴合患者实际情况的诊疗方案。

不过，尽管这些新型血清学标志物在肝硬化诊断中有着不可忽视的作用，但它们也并非十全十美。一方面，由于不同个体之间存在着生理差异，例如年龄、性别、基础健康状况等因素，都可能会对这些血清学标志物在血液中的含量产生影响，进而干扰诊断结果的准确性。另一方面，一些其他的肝脏疾病或者全身性疾病，也有可能导致这些血清学标志物出现异常升高或降低的情况，容易出现假阳性或假阴性的诊断结果。因此，在实际临床应用中，新型血清学标志物并不能单独作为确诊肝硬化的依据，往往需要与其他诊断方法相互配合、综合考量，才能发挥出最大的诊断价值。

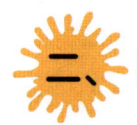

二、数学模型：辅助诊断的"量化工具"

在肝硬化诊断的众多辅助工具中，以 FIB-4 评分模型和 APRI 评分模型为代表的数学模型凭借其独特的优势，逐渐成为临床医生常用的参考诊断手段之一。

• FIB-4 评分模型：综合评估的"初筛尺"

FIB-4 评分模型是基于四项易于获取的临床指标构建而成的，这四项指标分别是患者的年龄、ALT 水平、血小板计数及 AST 水平。其具体的计算公式为（年龄 × AST）÷（血小板计

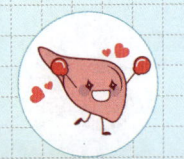

数 × $\sqrt{ALT}$。通过将患者对应的各项指标数值准确代入该公式，就能得出一个具体的 FIB-4 评分值。

在实际临床应用中，这个评分值有着明确的临床意义和指导价值。例如，当 FIB-4 评分值小于 1.45 时，通常提示肝脏处于相对健康的状态，或者仅仅存在轻度的纤维化改变，此时医生可以结合患者的其他临床表现，考虑采取一些相对保守的观察措施，如定期复查肝功能等相关指标，密切关注肝脏的变化情况；而当评分值处于 1.45~3.25 时，则意味着肝脏可能已经出现了中度的肝纤维化，医生需要进一步完善相关检查，评估是否需要进行针对性的抗纤维化治疗；一旦 FIB-4 评分值大于 3.25，就高度怀疑患者已经发展为肝硬化了，在这种情况下，医生一般会建议患者进行更为深入的检查，比如肝穿刺活检等，以明确诊断并制订更为精准的治疗方案。

• APRI 评分模型：病情判断的"辅助线"

APRI 评分模型同样在肝硬化诊断中扮演着重要的角色，它主要依赖患者的 AST 水平和血小板计数这两个指标来进行计算，其计算公式为（AST÷AST 正常上限值）×100÷血小板计数。

大量的临床实践经验总结，APRI 评分值的高低与肝纤维化及肝硬化的严重程度密切相关。具体来说，当 APRI 评分值小于 1.0 时，往往表明肝脏的整体状况较好，基本不存在明显的纤维化病变，医生可以相对放心地继续对患者进行常规的健康管理；若 APRI 评分值在 1.0~<2.0，则提示肝脏可能已经出现了一定程度的纤维化改变，需要引起医生的重视，进一步排查可能的病因，并根据具体情

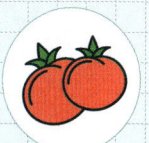

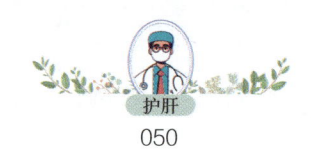

况考虑适当的干预措施；而当 APRI 评分值大于或等于 2.0 时，肝硬化的可能性就大大增加了，此时医生需要综合评估患者的所有情况，包括病史、症状及其他相关检查结果等，来决定后续的诊疗方向，比如是否需要组织多学科会诊，制订更为全面的治疗计划等。

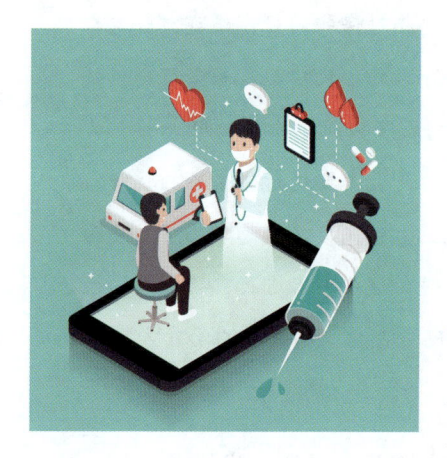

这两种数学模型的优势在于它们的计算过程相对简便，所依赖的指标都是临床上的常规检测项目，医生在日常诊疗工作中无须额外增加复杂的检测流程，就能够快速计算出相应的评分值，从而对患者的肝纤维化及肝硬化情况有一个较为直观、初步的判断，而且，综合考虑多个与肝功能密切相关的指标进行判断，相较于单纯依靠某一个指标进行判断，无疑更加全面、科学，能够为临床诊断提供一个量化的参考依据，有助于医生更加合理地制订后续的诊疗计划。

然而，不可忽视的是，FIB-4 和 APRI 评分模型也存在着一定的局限性。首先，由于它们是基于固定的计算公式及有限的几个指标来进行评估的，所以很容易受到个体差异及其他合并疾病等因素的影响。例如，某些患者本身患有血液系统疾病，可能会导致血小板计数出现异常波动，或者存在其他影响肝功能指标的疾病，这些情况都会使得按照公式计算出来的评分结果不能准确地反映肝脏真实的纤维化或硬化状态，进而影响医生的判断。其

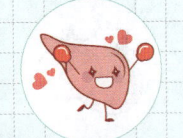

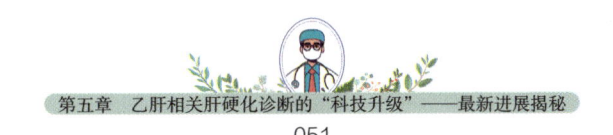

次，尽管这两种模型能够在一定程度上提示肝脏病变的可能性，但它们终究只是辅助诊断工具，并不能完全替代像肝穿刺活检这样的病理学诊断方法，也无法取代肝纤维化无创扫描等具有针对性的检查手段。在实际临床应用中，最终的诊断结论仍然需要医生结合患者多方面的临床表现、病史及多种检查结果，在进行综合、审慎的判断后做出。

三、肝纤维化无创扫描：肝脏状况的"弹性探测仪"

肝纤维化无创扫描作为一种新兴的诊断技术，在乙肝相关肝硬化的诊断领域正发挥着越来越重要的作用，它为医生提供了一种全新的、非侵入性的方式来了解肝脏的纤维化及硬化程度。

● 检测原理：肝硬度的"量化洞察"

其核心原理是利用先进的技术手段，对肝脏组织的弹性特征进行量化检测，也就是通过检测肝脏的"硬度"来间接得知肝脏内部的组织结构变化情况。在正常情况下，肝脏就像是一块富有弹性的"海绵"，质地柔软且组织结构均匀有序，能够正常地完成各项生理功能。然而，当肝脏受到乙肝病毒的侵害，开始出现纤维化改变时，肝脏内的纤维组织会逐渐增多、交织，就如同在"海绵"里填充了越来越多的"丝线"，使得肝脏的弹性逐渐降低，硬度随之增加。随着病情的进一步发展，当发展到肝硬化阶段时，肝脏会变得更加僵硬。而肝纤维化无创扫描能够精准地捕捉到这种硬度的变化，为医生判断肝脏的病变程度提供有力依据。

● 临床优势：便捷高效的"诊断利器"

肝纤维化无创扫描在临床应用中具有诸多显著的优势。

其一，操作过程极为简便，对患者来说几乎没有任何痛苦和创伤。患者只需要轻松地躺卧在检查床上，医生借助专业的仪器在患者的体表相应部位进行操作，短短几分钟内就能完成整个检测过程，就如同进行一次常规的超声检查一样便捷、无明显不适，这大大减轻了患者的心理负担和身体不适感，提高了患者接受检测的依从性。

其二，检测结果能够快速获取，医生在完成检测的瞬间就能得到肝硬度值，并且可以根据这个数值当场对肝脏的纤维化或硬化情况做出初步的判断。这种即时反馈的特点，对于那些急需了解病情的患者及需要快速制订诊疗策略的临床场景来说，无疑具有极高的实用价值，能够有效节省时间，提高诊疗效率。

其三，该技术在早期肝纤维化及肝硬化的筛查方面表现出了卓越的敏感性，它能够在肝脏的形态、结构等尚未出现明显的肉眼可见的改变，或者其他常规检查还未能察觉异常时，就敏锐地探测到肝硬度的细微变化，从而实现对肝脏疾病的早期发现、早期干预，为改善患者的预后创造了有利条件。

例如，在多项大型临床研究中，将肝纤维化无创扫描作为常规筛查手段应用于数千例乙肝患者的长期随访观察后发现，相较于仅仅依靠传统的检查手段，其早期肝纤维化的检出率能够提高30%~40%，肝硬化的早期诊断率也相应地提升了大约25%。这一显著提升的数据充分证明了肝纤维化无创扫描在提高肝硬化早期诊断率方面的重要作用。

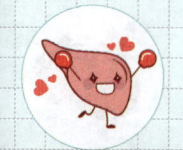

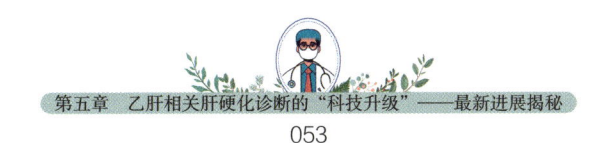

● 肝纤维化无创扫描"利器"大盘点

在肝纤维化和肝硬化筛查和诊断中，无创扫描技术的应用为诊断带来了极大便利，而其中的各类产品更是发挥着关键作用。FibroScan 和 iLivTouch 系列仪器，还有部分具备弹性成像技术的彩色多普勒超声（简称彩超）诊断仪，都是检测肝纤维化和肝硬化的得力"助手"。接下来就详细为大家介绍这些产品，帮助大家更好地了解它们。

FibroScan 系列产品丰富，各有优势。FibroScan Pro 是一体式台式设备，有 B 超影像引导功能，通过检测肝硬度，辅助医生判断肝纤维化和肝硬化程度，在大型医院诊断肝硬化等复杂肝病时很有用。FibroScan HANDY 仅重 6 kg，手持型设计方便携带，随时随地能做肝病筛查，还能检测肝纤维化和评估脂肪变性情况。FibroScan Q 性价比高，有嵌入式电池，可在不同科室流动使用，方便给行动不便的患者进行床边检查。FibroScan BOX 小巧轻便，适合社区和基层医院，能早期筛查肝脏疾病，还可通过数据管理系统综合管理数据。此外，FibroScan Mini$^+$ 430、FibroScan 530 Compact 等型号，也能满足不同场景的检查需求。

iLivTouch 系列产品同样表现出色。Max 系列的双模态跨界融合探头，能同时实现超声图像与弹性测量精准同步，帮助医生了解肝脏组织形态和弹性，判断病变情况。Plus 系列的动态宽频纤维扫描探头可自适应不同体型患者，通过血流动力学参数评估病情。Pro 系列探头能自动调节，检测更准确。Mini 系列检测速度快，能精准测定肝脏脂肪变性情况，若同时肝硬度值也异常，可能意味着存在纤维化。FT 系列有专门定位装置和人性化脚踏开关，检测精度高，当发现肝纤维化程度较严重时，能助力医生及时制订治疗方案。

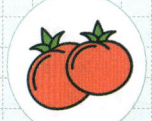

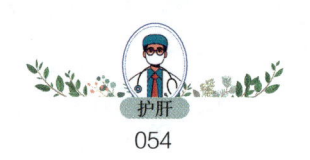

部分高端彩超诊断仪，像 ACUSON S3000、EPIQ 7C 等，具备弹性成像技术，能测量肝硬度值。不过，彩超检测早期肝纤维化的敏感性较低，区分轻度和中度纤维化有难度，比较依赖医生经验。所以在实际临床中，通常会把彩超检测结果和 FibroScan、iLivTouch 系列设备的检测结果结合起来，全面评估肝纤维化和肝硬化情况，从而制订更准确的治疗方案，守护患者肝脏健康。

这些产品虽然都能检测肝纤维化，但它们各有特点，在实际使用的时候，医生会根据医院的需求、患者的情况，选择最合适的产品来给患者做检查，这样就能更好地判断肝脏的健康状况。

● 肝硬度值解读：判断病情的"重要参考"

在临床实践中，肝硬度值有着重要的参考意义，不同的数值范围通常对应着不同程度的肝纤维化及肝硬化状态，但需要注意的是，不同的检测仪器测出的结果可能会存在一定的差异，以下是常见的参考范围及解读。

> **正常肝硬度范围**：通常来说，肝硬度值在 2.5~< 7.0 kPa，多提示肝脏处于正常状态，组织结构完整，没有明显的纤维化改变。不过，即使在此范围内，如果患者存在乙肝病毒感染等高危因素，也需要定期进行复查监测，以防病情出现隐匿性发展。
>
> **轻度肝纤维化**：当肝硬度值处于 7.0~< 9.5 kPa，往往提示肝脏可能已经开始出现轻度的纤维化改变。此时，医生可能会结合患者的病史、其他血清学标志物及肝功能等相关检查结果，综合判断是否需要采取一些干预措施，比如建议患者调整生活方式，如戒酒、规律作息、适当运动等，并密切关注肝硬度值的变化趋势，定期进

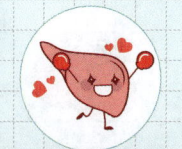

行复查。

中度肝纤维化：肝硬度值在为 9.5~12.5 kPa，一般意味着肝脏的纤维化程度有所加重，达到了中度水平。在这种情况下，除了生活方式调整外，医生通常会进一步完善相关检查，评估是否需要启动抗纤维化治疗，同时缩短复查间隔时间，以便更及时地掌握病情进展情况，适时调整治疗方案。

重度肝纤维化及早期肝硬化：一旦肝硬度值超过 12.5 kPa，就高度提示肝脏可能已经处于重度纤维化阶段，甚至有可能已经进展到早期肝硬化了。此时，医生会更加谨慎地对待，进一步安排如肝穿刺活检等更具确诊性的检查，同时组织多学科会诊，全面评估患者的病情，包括是否存在并发症、肝功能储备情况等，进而制订更为个体化、综合性的治疗策略，比如考虑是否需要进行抗病毒治疗、抗纤维化治疗及针对可能出现的并发症进行预防性治疗等。

• 局限性：结果解读的"谨慎考量"

不过，尽管肝纤维化无创扫描有着诸多优势，但它也并非完美无缺，同样存在一些局限性。

一方面，其检测结果的准确性会受到多种因素的影响，比如患者的身体状况：肥胖患者由于腹部脂肪较厚，可能会干扰仪器对肝硬度的准确检测；又或者患者的肋间隙宽窄不同，也可能会对检测信号的接收产生一定的影响，进而导致检测结果出现偏差。

另一方面，不同品牌、型号的检测仪器之间存在一定的性能差异，而且操作人员的技术水平、操作规范程

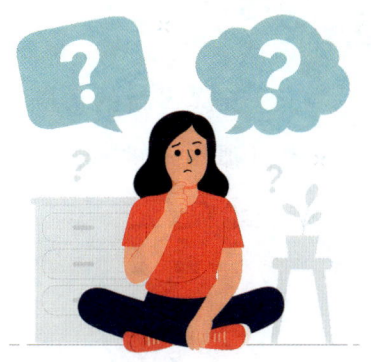

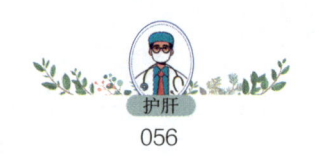

度等因素也会对检测结果产生影响，这些都可能使得在某些临界值的情况下，检测结果的解读存在一定的不确定性。因此，在实际临床应用中，当肝纤维化无创扫描结果处于临界值附近或者与临床表现不太相符时，往往还需要结合其他诊断方法，如肝穿刺活检等，进行进一步的确诊，以确保诊断结果的准确性。

小结

本章我们重点讲述了乙肝相关肝硬化诊断的新进展。新型血清学标志物如壳酶蛋白、GP 73 为早期诊断带来了新希望，但受个体差异和其他疾病影响，不能单独用于确诊。FIB-4 评分模型和 APRI 评分模型等数学模型计算简便，能为病情判断提供量化参考，不过也有局限性。肝纤维化无创扫描操作简便、结果获取快，对早期筛查意义重大，但检测结果也会受多种因素干扰。这些新方法各有优劣，相互补充，推动了诊断技术的进步。医生会综合运用多种诊断技术进行诊断，患者也应积极配合，以便更准确地了解病情。

互动思考

对于这些新的诊断技术，你认为在推广过程中可能会遇到哪些困难？怎样才能让更多患者受益于这些新的诊断技术呢？

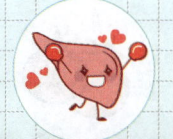

第六章

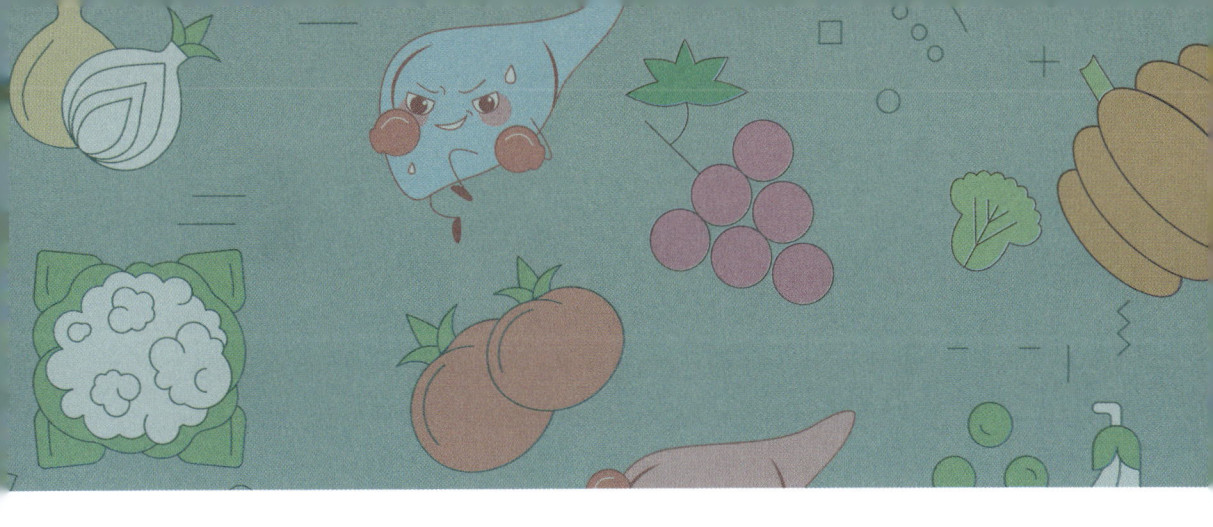

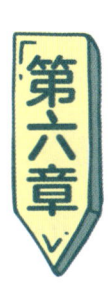

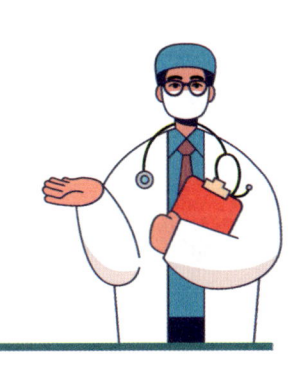

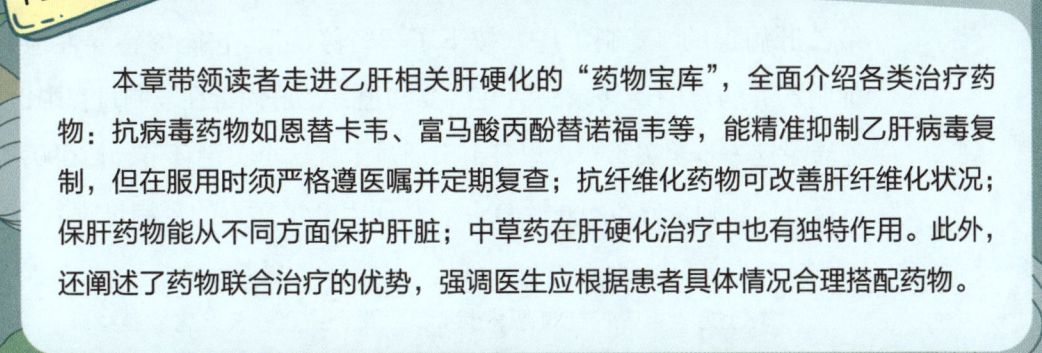

乙肝相关肝硬化的"药物宝库"
——治疗药物攻略

内容提要

　　本章带领读者走进乙肝相关肝硬化的"药物宝库",全面介绍各类治疗药物:抗病毒药物如恩替卡韦、富马酸丙酚替诺福韦等,能精准抑制乙肝病毒复制,但在服用时须严格遵医嘱并定期复查;抗纤维化药物可改善肝纤维化状况;保肝药物能从不同方面保护肝脏;中草药在肝硬化治疗中也有独特作用。此外,还阐述了药物联合治疗的优势,强调医生应根据患者具体情况合理搭配药物。

随着现代医学的不断进步，在对抗乙肝相关肝硬化这一棘手疾病的道路上，我们不再束手无策，而是拥有了一座丰富的"药物宝库"。从抑制乙肝病毒复制的抗病毒药物，到致力于改善肝纤维化状况的抗纤维化药物，它们在不同的作用靶点上发力，相互配合，为患者点亮了希望之光。接下来，就让我们一同走进这座"药物宝库"，详细了解那些在乙肝相关肝硬化治疗中发挥关键作用的各类药物吧。

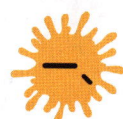

一、抗病毒药物：乙肝病毒的"克星"

乙肝病毒在体内的持续存在是导致肝脏损伤逐步加重，甚至发展为肝硬化、肝癌的"罪魁祸首"。而抗病毒药物，就像是乙肝病毒的"克星"，在抗击乙肝的"战斗"中起着至关重要的作用。下面就让我们来详细了解一下常见的几种抗病毒药物及使用它们的正确方法和注意事项。

• 恩替卡韦：精准阻断乙肝病毒复制

恩替卡韦是临床上的常用抗病毒药物，它的作用机制就像是给乙肝病毒的"复制工厂"按下了"暂停键"，它能够特异性地抑制乙肝病毒的逆转录酶活性。要知道，乙肝病毒在复制过程中，逆转录这一步至关重要，恩替卡韦通过干扰这个关键环节，使得病毒没办法顺利合成新的病毒DNA，从而阻断了病毒的复制进程。

对于患者来说，使用恩替卡韦很方便，一般每天只需空腹口服一次就行。不过要注意，一定要严格按照医嘱定时定量服用，不能

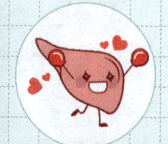

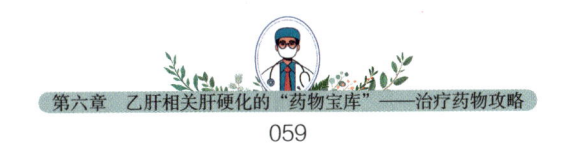

随意停药或者漏服，哪怕感觉自己身体状况好了也不行哦。随意中断用药很可能会导致病毒反弹，让之前的治疗成果大打折扣。而且，在用药期间，务必定期去医院复查，监测乙肝病毒载量及肝功能等指标，看看药物的治疗效果如何。

● 富马酸替诺福韦二吡呋酯：强效抑制病毒

富马酸替诺福韦二吡呋酯的"本领"也不容小觑，它主要是通过抑制乙肝病毒的 DNA 聚合酶来发挥作用。这个 DNA 聚合酶就像是病毒复制的"建筑工人"，负责把病毒的遗传物质组装起来，而富马酸替诺福韦二吡呋酯能够让这个"建筑工人"没办法正常工作，这样一来，病毒的 DNA 就没办法顺利合成，病毒复制也就被有效地抑制住了。

患者在服用时，也是按照规定的剂量每天口服（空腹或随餐均可）。它有一点需要格外留意，长期使用可能会对肾功能造成一定影响，还可能引起骨密度下降，所以在用药过程中，要定期检查肾功能和骨密度，一旦发现异常，及时和医生沟通，看是否需要调整治疗方案。

● 富马酸丙酚替诺福韦：高效且更安全

富马酸丙酚替诺福韦可以说是抗病毒药物家族里的后起之秀了。它在进入人体后，能够精准地"奔赴"肝细胞，就好像自带导航一样，在肝脏这个"主战场"集中发力。它只需较低的剂量，就能达到和富马酸替诺福韦二吡呋酯相似的抗病毒效果，而

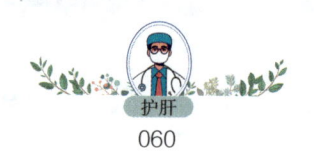

且对肾脏和骨骼的安全性更好,减少了那些让人担心的副作用。

> 每天按要求服用一次即可(随餐服用)。不过,即便它相对安全,也不能掉以轻心,还是要定期复查,让医生全面掌握病情和药物的作用情况,确保治疗顺利进行。

●艾米替诺福韦:新力量的守护

艾米替诺福韦作为我国自主研发的一种新型的抗病毒药物,逐渐在乙肝治疗领域崭露头角,有着诸多亮眼之处。该药肝脏靶向性佳,经结构优化,它更易穿透细胞膜进入肝细胞,实现精准的肝脏靶向治疗,肝细胞内活性代谢产物浓度高,而血浆中暴露量低,减少了潜在安全隐患。Ⅲ期临床试验显示,在使用96周后其对骨密度及肾小球滤过率的不良影响显著低于富马酸替诺福韦二吡呋酯,且肾小管损害风险低,对血脂水平也无不良影响。

> 艾米替诺福韦在抗病毒疗效方面表现出色,低剂量即可达到高效抗病毒作用,仅用不到富马酸替诺福韦二吡呋酯十分之一的剂量就能收获与之相近的效果,对低病毒血症患者同样展现出良好疗效,在治疗一定时长后多数患者能实现完全病毒学应答,整体病毒学应答率与一线药物相当。

●干扰素:免疫调节与抗病毒的"双重战士"

干扰素在乙肝抗病毒治疗中也是一类重要的药物,它有着独特的作用机制和特点,主要分为普通干扰素和聚乙二醇干扰素两种类型,但临床应用的多为聚乙二醇干扰素。

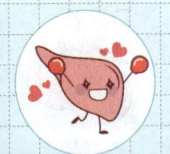

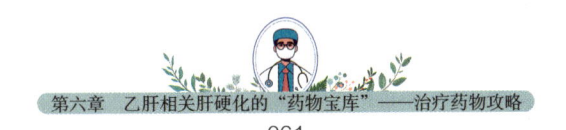

> 聚乙二醇干扰素是在普通干扰素的基础上进行了改进，它的一大优势就是在体内的半衰期明显延长了。这意味着什么呢？就是说它在体内能持续发挥作用的时间更长了，相应地，给药的间隔时间就可以延长，一般一周只需注射一次就行，大大提高了患者用药的依从性。

和普通干扰素一样，聚乙二醇干扰素同样具备抗病毒和免疫调节的双重功效，而且在一些符合特定条件的乙肝患者中，使用它还有机会实现较高的 HBsAg 转阴率，也就是朝着临床治愈的方向迈进了一大步。一旦实现临床治愈，可以极大地降低后续发生肝硬化及肝癌等严重肝脏疾病的可能性，从根本上改变乙肝患者的疾病发展轨迹。相较于一些单纯抑制病毒复制的核苷（酸）类似物，干扰素在停药后仍可能维持较好的疗效。部分患者经过规范疗程的干扰素治疗后，即使停药，肝脏的炎症状态也能持续处于相对稳定的低水平，肝脏的纤维化进程进展缓慢甚至停止，这对于降低远期肝硬化发生风险有着积极的影响。

无论是选择核苷（酸）类似物还是干扰素来进行乙肝抗病毒治疗，患者都要充分了解药物的特点、正确的使用方法及注意事项，并且要与医生保持密切沟通，严格遵循医嘱进行治疗和定期复查，这样才能让抗病毒药物更好地发挥作用，降低肝硬化的发生风险。

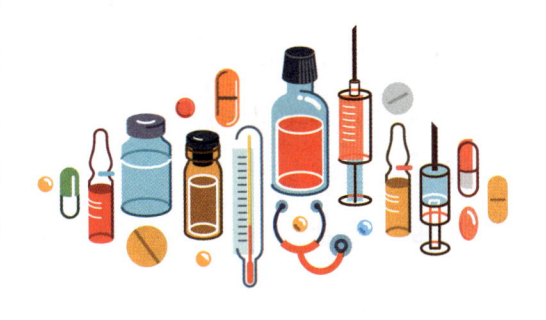

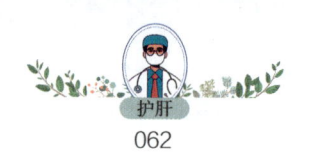

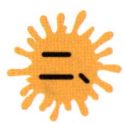

二、抗纤维化药物：肝脏的"修复工匠"

在乙肝相关肝硬化的治疗过程中，抗纤维化是极为关键的一环。肝脏长期受到乙肝病毒侵袭，纤维组织不断增生，就像给肝脏裹上了一层"枷锁"，逐渐影响肝脏的正常功能，若不加以干预，肝硬化程度会日益加重。而抗纤维化药物就如同"解锁"的"钥匙"，旨在打破这一恶性循环，改善肝脏质地，延缓病情进展。接下来，就让我们一起认识几种常见且有效的抗纤维化药物，了解它们各自的特点与作用，看看它们是如何在这场守护肝脏健康的战斗中发挥重要力量的。

• 复方鳖甲软肝片

复方鳖甲软肝片是一种中成药，其主要成分包含鳖甲（制）、莪术、赤芍、当归等多味中药材，具有软坚散结、化瘀解毒、益气养血等功效。在临床研究方面，有研究报告显示，乙肝相关肝硬化患者连续服用复方鳖甲软肝片 6 个月后，通过肝脏弹性检测发现，约 60% 的患者肝硬度值较治疗前有所下降，下降幅度在 5~8 kPa，同时肝功能指标如 ALT、AST 等也有不同程度改善，降低幅度在 20%~30%，证明其在抑制纤维组织的过度增生、促进已形成的纤维组织降解、延缓肝纤维化进展、改善肝脏组织结构方面有着积极作用。它的副作用相对较少，个别患者可能会出现轻度的胃肠道不适，如恶心、食欲减退等，但通常不影响继续用药。

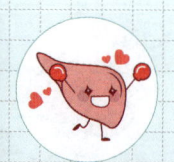

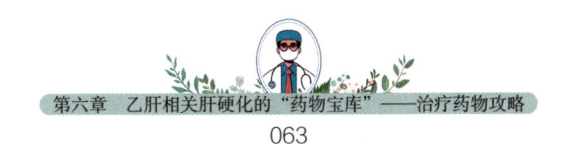

• 安络化纤丸

安络化纤丸同样是用于抗纤维化的常用中成药，由地黄、水蛭、地龙、白术等多种药材组成，具有疏通肝脏气血、化瘀通络、软坚散结等功效。有报道显示，经过为期 1 年的安络化纤丸治疗后，通过肝穿刺活检评估，约 55% 的患者肝纤维化分期出现改善，纤维化指标透明质酸、层粘连蛋白等下降了 15%~20%，说明其能有效降低肝纤维化指标，改善肝脏的血液循环，减轻肝脏的瘀血状态，对于阻止肝纤维化向肝硬化进一步发展，以及改善已经形成的肝硬化状态都有积极的效果。在长期服用过程中，部分患者可能会出现腹部不适、皮疹等不良反应，但发生率相对较低，而且大多症状较轻微，通过适当的对症处理或调整用药剂量后多可缓解。

• 扶正化瘀胶囊

扶正化瘀胶囊的组方体现了扶正祛邪的中医理念，主要包含丹参、发酵虫草菌粉、桃仁、松花粉等成分。临床研究追踪了 200 例乙肝相关肝纤维化患者使用扶正化瘀胶囊 12 个月的情况，结果显示，在使用该药物后，肝纤维化程度得到改善的患者比例达到了 50%，通过血清学纤维化指标检测发现，Ⅲ型前胶原、Ⅳ型胶原等指标下降幅度在 10%~15%，同时患者的肝功能指标也趋于稳定，提示该药物一方面可以增强机体的免疫力，提高肝脏自身的修复能力；另一方面能够抑制肝脏内的纤维生成细胞的活化，减少胶原蛋白等纤维成分的合成，从而发挥抗纤维化的作用。其安全性较好，常见的不良反应多为轻微的胃肠道反应，如胃脘不适、口干等，一般不影响正常的治疗进程。

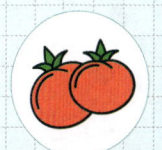

- **其他：西药类抗纤维化药物**

除了上述中成药外，还有一些西药在抗纤维化方面也有一定的探索和应用。例如，一些抗氧化剂如维生素 E 等，通过抑制肝脏内的氧化应激反应，减轻自由基对肝细胞的损伤，进而间接起到延缓肝纤维化发展的作用。在一项针对早期肝纤维化患者补充维生素 E 持续 18 个月的小规模研究中，发现有 40% 左右患者的肝纤维化相关指标出现一定程度的好转。还有一些针对肝脏内特定细胞信号通路的药物，正在进行临床试验研究，有望在未来为抗纤维化治疗提供更多的选择，但目前尚未广泛应用于临床，还处于进一步验证其疗效和安全性的阶段。

三、保肝药物：肝脏的"守护天使"

肝脏一旦受损，若得不到有效干预，就可能逐渐发展为肝硬化等严重疾病，而各类保肝药物在预防和治疗肝硬化的过程中，发挥着不同程度的关键作用，下面为大家详细介绍几类代表性的保肝药物。

- **以甘草酸制剂为代表的抗炎类保肝药物**

甘草酸制剂（如复方甘草酸苷、甘草酸二铵等）在肝脏保护领域应用广泛，其作用机制使其在预防和治疗肝硬化方面有着不可忽视的作用。

从抗炎角度而言，肝硬化的发展往往伴随着肝脏长期的慢性炎症，这种炎症若持续存在，会促使肝脏内纤维组织不断增生，逐渐破坏肝脏的正常结构，进而向肝硬化进展。甘草酸制剂能够

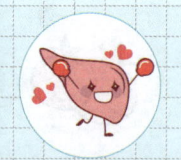

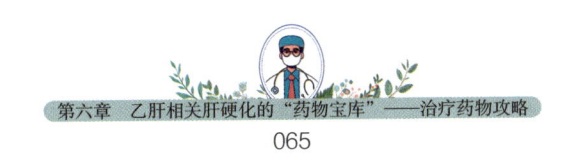

抑制前列腺素、白三烯等炎症介质的合成与释放，有效减轻肝脏局部炎症反应，就像给肝脏的"炎症之火"踩下刹车，避免炎症持续刺激导致肝脏组织反复受损，从根源上减缓肝纤维化的进程，这对于预防肝硬化的发生意义重大。

在已经出现肝硬化的情况下，甘草酸制剂也有助于改善肝功能。临床研究发现，对于肝硬化患者合并肝功能异常（如 ALT 和 AST 水平升高）时，使用该类药物能使这些指标有所下降，减轻肝细胞的进一步损伤，在一定程度上减缓病情进展，提高患者的生活质量，为后续综合治疗争取有利条件。

不过，使用甘草酸制剂需谨慎，它可能使部分患者出现过敏反应、水钠潴留、低钾血症等不良反应，并可能影响糖尿病患者的血糖，所以必须严格遵循医嘱使用，医生会根据患者具体病情、身体状况和肝功能指标等来确定合适的用药方案，并密切监测用药过程。

● 抗氧化类保肝药物

①双环醇：双环醇作为抗氧化类保肝药物，在预防和治疗肝硬化方面有着独特且重要的作用。其核心作用机制在于抗氧化防御及对关键酶系的调节。在肝脏疾病发展过程中，自由基的大量产生会引发氧化应激反应，这种氧化应激就像"幕后黑手"，不断破坏肝细胞的膜结构、损伤细胞内的生物大分子，导致肝细胞功能受损，进而促使肝脏内纤维组织增生，是肝硬化形成的重要因素之一。双环醇能够增强肝细胞内抗氧化酶（如超氧化物歧化酶、谷胱甘肽过氧化物酶等）的活性，及时清除有害的自由基，减轻氧化应激对肝脏的损伤，从而阻断由氧化损伤导致的肝纤维化进程，起到预防肝硬化的作用。

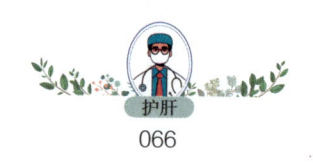

同时，双环醇能抑制细胞色素P450酶的活性，减少毒性代谢产物生成，降低肝细胞受损害的风险，进一步保护肝细胞的正常结构和功能，从源头上遏制肝硬化的发生、发展。

对于已经出现肝硬化且伴有肝功能异常（如ALT和AST水平升高）的患者，双环醇的保肝降酶效果显著。临床研究显示，乙肝相关肝硬化患者在服用双环醇达到一定疗程后，转氨酶水平可明显降低，肝脏炎症得到控制，这有助于延缓肝硬化的进展。

双环醇的药物安全性较好，不良反应相对较少且症状轻微，如头晕、恶心等，一般不影响继续用药，但鉴于肝脏疾病的复杂性和个体差异，仍需在医生指导下使用，按照病情、肝功能指标等来确定用药剂量和疗程，并定期复查肝功能。

②水飞蓟类药物（以水飞蓟素为例）：水飞蓟素作为水飞蓟类药物中的典型代表，凭借其出色的抗氧化特性，在预防和治疗肝硬化方面发挥着积极作用。

水飞蓟素的抗氧化及细胞膜稳定作用是其发挥功效的关键所在。在肝脏遭受各种损伤因素（如药物、酒精、病毒感染等）时，自由基会大量生成，它们极具攻击性，会破坏肝细胞的细胞膜，使细胞膜失去完整性，细胞内的重要物质泄漏，肝细胞代谢功能紊乱，进而引发肝脏炎症和纤维组织增生，逐步走向肝硬化。水飞蓟素一方面自身可直接清除自由基，另一方面还能增强细胞内源性抗氧化防御系统的功能，双管齐下，有效对抗自由基对肝细胞的氧化损伤，维持细胞膜的稳定性，阻止肝细胞进一步受损，减缓肝纤维化的发展速度，对预防肝硬化的发生起到重要作用。

在肝硬化已经形成的阶段，水飞蓟素对于改善肝功能也有帮助。临床实践表明，肝硬化患者在服用水飞蓟素一段时间后，肝功能指标（如转氨酶和胆红素等）会有不同程度的改善，患者因肝脏损伤

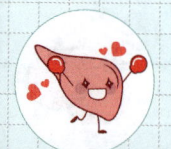

而出现的乏力、食欲缺乏等症状也能得到缓解，这意味着它能够在一定程度上减轻肝脏的负担，延缓肝硬化病情的进展，提高患者的生活质量。

水飞蓟素的药物耐受性良好，不良反应通常较为轻微，主要表现为胃肠道不适（如轻度的恶心、腹泻等），多数患者可以耐受，不会对治疗进程造成明显干扰，可按照医嘱正常用药。

• 修复细胞膜类保肝药物——多烯磷脂酰胆碱

多烯磷脂酰胆碱在预防和治疗肝硬化的进程中，凭借其修复细胞膜的独特作用，有着不可或缺的地位。

它的化学结构与人体肝细胞内的磷脂成分高度相似，这使其能够精准地修复受损的肝细胞膜。在肝脏疾病早期，肝细胞的细胞膜会因各种原因遭到破坏，磷脂成分缺失或排列紊乱，影响了细胞膜的正常功能，导致细胞内外物质交换、能量代谢等出现异常，进而引发肝细胞损伤、炎症反应及纤维组织增生，若不加干预，很容易发展成肝硬化。多烯磷脂酰胆碱可以融入受损的细胞膜，补充缺失的磷脂，重构细胞膜使其恢复完整和发挥正常功能，保障肝细胞的正常代谢活动，从根本上减少细胞膜损伤导致的一系列不良后果，从而有效预防肝硬化的发生。

对于肝硬化患者，多烯磷脂酰胆碱同样能发挥积极作用。在临床应用中，肝硬化患者常伴有肝功能异常及肝脏脂肪代谢紊乱等问题，多烯磷脂酰胆碱与饮食控制、适度运动等综合措施配合使用，能够加快肝脏内脂肪的代谢，减轻肝脏的脂肪堆积，改善肝功能指标，帮助肝脏恢复部分功能，延缓肝硬化的进展，提高

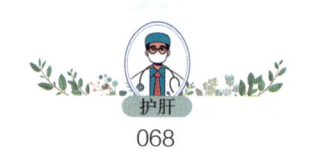

患者的生活质量。

多烯磷脂酰胆碱的药物耐受性良好，不良反应较少见，常见的是胃肠道轻微不适（如腹部不适、腹泻等），一般无须特殊处理，通过适当调整用药方式或继续用药一段时间后症状可自行缓解，不会影响治疗的连续性和最终效果。

> 不同类型的保肝药物基于各自独特的作用机制，在预防和治疗肝硬化方面都有着各自的优势和重要价值，但由于肝脏疾病复杂多样且个体差异较大，具体选用何种保肝药物、如何确定用药剂量及疗程等，都需要专业医生依据患者详细的病情、身体状况、合并疾病等多方面情况进行全面、综合的评估与判断，确保保肝药物能最大限度地发挥作用，延缓肝硬化的进展。

四、中草药在肝硬化治疗中的"神奇力量"

中草药在我国传统医学中有着悠久的应用历史，在肝硬化的治疗方面也展现出了独特的"神奇力量"。

许多中草药有着活血化瘀的功效，比如丹参。丹参能改善肝脏的血液循环，就像给肝脏的"交通网络"进行疏通，让营养物质能更好地输送进去，代谢废物也能顺利排出，减轻瘀血等情况造成的肝脏损伤，对于延缓肝硬化进一步发展有积极作用。

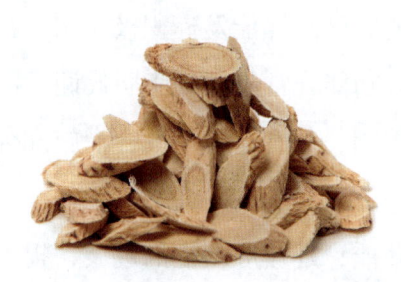

黄芪也是常用的一味中草药，它可起到益气健脾的作用。肝硬化患者往往身体较为虚弱，脾胃功能也受到影响。黄芪通过增强机体正气、提升脾胃运化能

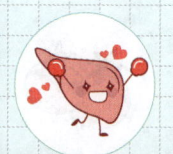

力，帮助患者增强体质，使得身体有更好的状态去对抗疾病，利于肝功能的恢复和整体病情的稳定。

鳖甲则擅长软坚散结。针对肝硬化时肝脏出现的纤维结节，鳖甲能慢慢软化、消散这些结节，改善肝脏质地，从一定程度上缓解肝脏的纤维化，让肝脏尽可能恢复到相对健康的状态。

还有柴胡，它具有疏肝理气的效果。肝脏的气血通畅十分关键，柴胡能调节肝脏的气机，避免肝气郁结，减少肝郁导致的肝脏损伤，使肝脏处于一个较为舒畅的"工作环境"中，进而辅助改善肝硬化带来的不适症状。

不过，中草药治疗肝硬化也讲究配伍和辨证论治，需要专业的中医师根据患者具体的体质、症状及病情阶段等来精准开方用药。而且，在使用中草药期间也应定期复查，监测肝功能指标等变化，确保治疗的安全性和有效性，让中草药的"神奇力量"能在肝硬化治疗中更好地发挥出来。

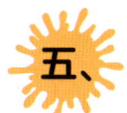

五、药物联合治疗：治疗的"黄金搭档"

• 抗病毒药物与保肝药物联用

在肝硬化的治疗中，抗病毒药物与保肝药物的联用常常能发挥出"1 + 1> 2"的效果。在抗病毒药物抑制病毒复制的同时，保肝药物能从不同角度修复肝脏损伤、维持肝功能稳定，两者相辅相成。

临床研究表明，乙肝相关肝硬化患者在使用恩替卡韦抗病毒治疗的基础上，联用复方甘草酸苷等保肝药物，一段时间后，患者不仅体内乙肝病毒载量明显下降，肝功能也能得到更好的改善，肝脏的纤维化进展也有延缓的趋势，患者的生活质量随之提高，这充分体现了这种联合治疗方式的优势。

● 抗病毒药物与抗纤维化药物联用

抗病毒药物与抗纤维化药物联用，在肝硬化治疗中也是至关重要的策略。当这两类药物联用时，抗病毒药物遏制病毒"作恶"，抗纤维化药物则致力于逆转肝脏已经形成的纤维化病变，双管齐下，效果显著。临床研究发现，在乙肝相关肝硬化患者中，采用恩替卡韦联合复方鳖甲软肝片进行治疗，经过较长疗程后，患者体内的乙肝病毒载量得到有效控制，肝纤维化指标如透明质酸、层粘连蛋白等水平明显下降，肝脏弹性检测提示肝硬度值也有所降低，意味着肝脏的纤维化进程得到了有效的延缓，肝功能也随之逐步改善，大大降低了肝硬化进一步发展及出现并发症的风险，为患者的长期健康带来积极的影响。

● 抗炎药物与抗纤维化药物联用

当这两类药物联用时，一方面控制住炎症这个"罪魁祸首"，另一方面着手解决纤维组织增生的问题。在临床实践中发现，对于酒精性肝硬化患者，联合使用甘草酸二铵抗炎及安络化纤丸抗纤维化，经过一定疗程后，患者肝脏的炎症指标数值有所下降，肝硬度值检测显示纤维化程度也有减轻，为患者的病情改善带来了希望。

● 西药与中草药联用

西药与中草药联用在肝硬化治疗领域同样备受关注，它们各取所长，优势互补。西药往往有着明确的作用机制和快速起效的特点，而中草药凭借其整体调理、多靶点作用的优势，从调节机体气血、脏腑功能等角度助力肝脏恢复健康。像前面提到的鳖甲能软坚散结，改善肝脏质地；黄芪可益气健脾，增强患者体质，

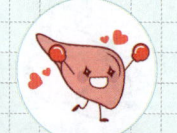

它们能协同西药一起发挥更大作用。在实际临床应用中，有肝硬化患者在使用西药抗病毒及保肝治疗的同时，配合中医师辨证开的包含丹参、赤芍等活血化瘀中草药的方剂，经过一段时间的联合治疗，不仅病毒得到有效控制、肝功能好转，患者的乏力、腹胀等不适症状也明显缓解，体现出这种联合方式在全面改善病情、提高患者生活质量方面的积极作用。

药物联合治疗不是简单的药物堆砌，而是需要医生根据患者的具体病情、身体状况等，综合考量多方面因素，精准搭配，这样才能让这些药物在肝硬化治疗中发挥出最大的功效，为患者的肝脏健康"保驾护航"。

小结

本章带我们走进了乙肝相关肝硬化治疗的"药物宝库"。抗病毒药物能抑制乙肝病毒复制，是治疗的关键，但在服用时要严格遵医嘱，定期复查；抗纤维化药物可改善肝纤维化状况；保肝药物能从不同方面保护肝脏；中草药在肝硬化治疗中也有独特作用。药物联合治疗往往效果更好，但需医生根据患者具体情况合理搭配。因治疗药物的多样性和复杂性，患者只有与医生密切配合，按要求用药，才能更好地发挥药物作用，控制病情，延缓肝硬化进展。

互动思考

你知道药物联合治疗有哪些潜在风险吗？在用药过程中，患者应该如何与医生沟通以确保治疗效果呢？

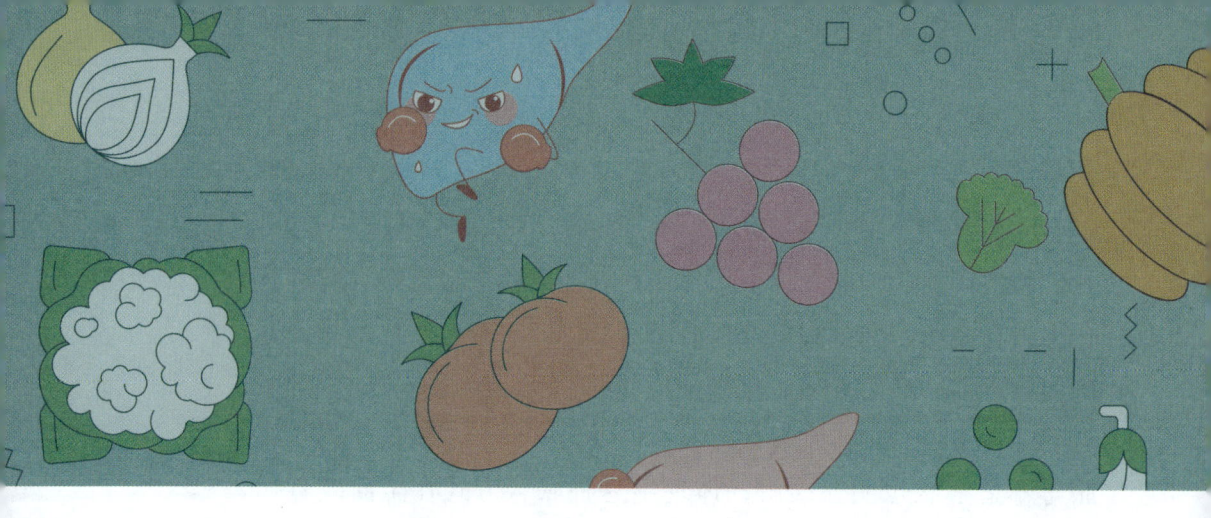

第七章 乙肝相关肝硬化并发症的应对"秘诀"
——科学管理指南

内容提要

乙肝相关肝硬化常引发多种严重并发症，本章提供科学应对策略。不仅详细讲解了腹水、食管胃底静脉曲张破裂出血、肝性脑病、肝肾综合征、自发性细菌性腹膜炎等并发症的发病机制（医学原理）、症状、诊断方法、治疗方法及日常护理要点，还介绍了其他常见并发症如肺部感染、泌尿系统感染、电解质紊乱的特点及应对方法，强调多种并发症综合管理的重要性。

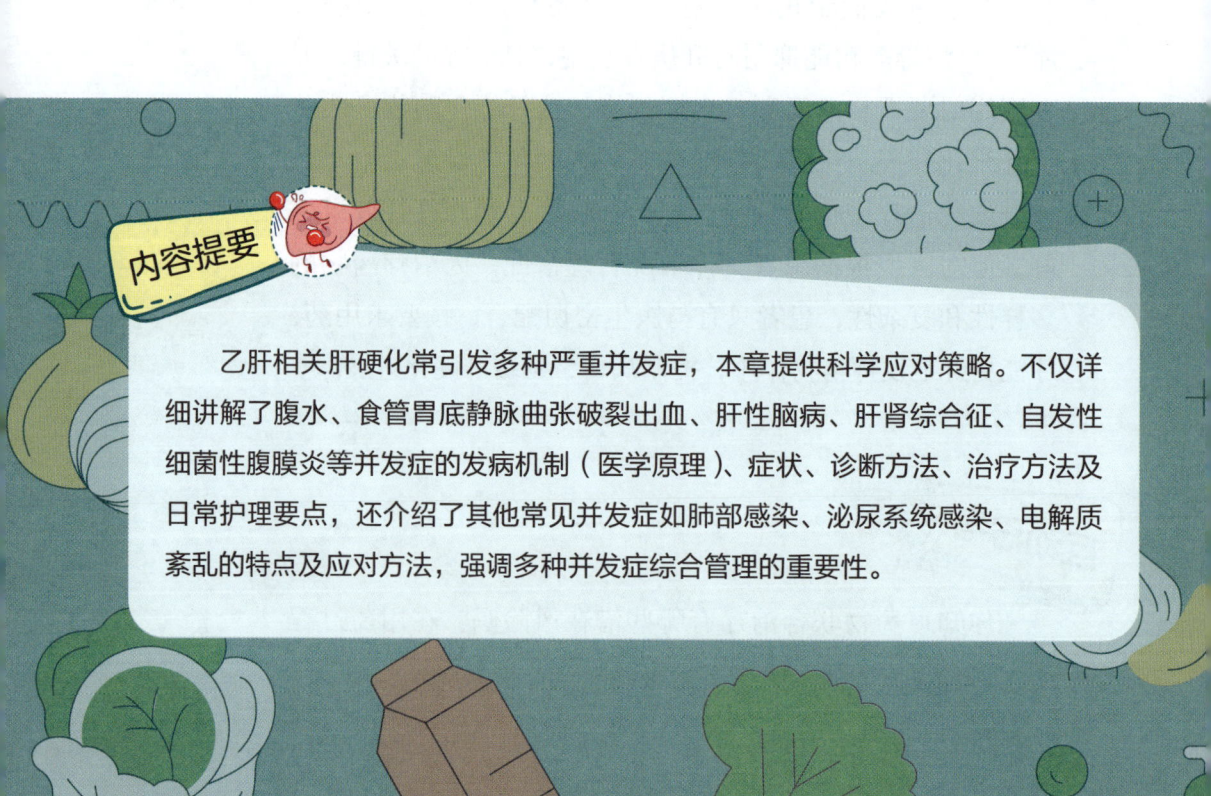

> 我们前面了解了乙肝引发肝硬化的过程,现在可得重点了解肝硬化那些棘手的并发症,以及应对它们的专业办法。就像掌握游戏里打"大boss"的攻略一样,只有咱们清楚这些应对"秘诀",才能更好地守护健康。一起来看看吧!

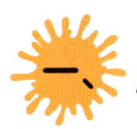

一、腹水——藏在肚子里的"水患"

• 腹水形成的医学原理

腹水形成可不是无缘无故的,这里面有着严谨的医学道理。随着肝硬化的发生,门静脉高压出现了,身体的"水路系统"出了大故障。想象一下,原本顺畅的门静脉被堵住了,血液回流受阻,使门静脉系统血管内压力大增,水分就会往外渗到腹腔里,这就是腹水形成的关键因素。

同时,肝脏合成白蛋白的能力下降了,白蛋白在维持血管内渗透压方面起着关键作用,把水"锁"在血管里。现在白蛋白少了,水就更容易跑到腹腔去了。再加上淋巴回流受阻,本该被带走的液体也留在腹腔"捣乱",这么多因素一叠加,腹水就越来越多,成了让人发愁的"水气球"。

• 腹水的症状及诊断要点

当腹水增多时,身体会给出不少"提示信号",最明显的就是肚子慢慢变大,起初可能只是有点胀,之后就像吹气球一样鼓起来了,走路沉甸甸的,行动很不方便。下肢也常常会水肿,腿变得又粗又肿,用手一按一个坑,半天弹不起来,这是因为腹水多了,身体里的液体分布失衡了。有的患者还会觉得呼吸困难,这是因为大量腹水把膈肌往上顶，挤压了肺部空间。

> 那医生怎么判断有没有腹水呢？这就得靠专业的诊断方法了。像腹部叩诊，要是出现移动性浊音，那腹水的可能性就很大了。还有腹部超声检查，它就像一双"透视眼"，能清楚地看到腹腔里有没有液体、液体量有多少。在必要时，医生还会做腹腔穿刺，抽取腹水做进一步检查，通过分析腹水的性质，像颜色、细胞成分等，来精准判断病情。

● 饮食控制与药物治疗的专业策略

要治疗腹水，饮食控制和药物可是两大"法宝"。先说饮食控制，限制钠盐和水摄入很重要。吃太多钠盐，身体就会潴留更多水分，就像给"水气球"不断打气一样。所以每天钠盐摄入量最好控制在 2 g 左右，水的摄入量根据尿量适当调整，一般比尿量多 500~1 000 mL 就行。

利尿剂是常用的治疗药物，它相当于身体里的"抽水机"，能帮着把多余的水排出去。不过用利尿剂可得严格遵医嘱使用，要密切留意尿量变化，因为尿量过多可能引发电解质紊乱，如果出现低钾血症、低钠血症这些情况，那就麻烦了，得定期复查肾功能、电解质等指标，根据检查结果及时调整药物剂量，确保治疗安全又有效。

● 腹腔穿刺放液的操作与护理

有时候腹水太多，靠前面的办法不够用了，就需要腹腔穿刺放液。这可是个专业操作，医生会先对穿刺部位严格消毒，然后用特制的细针，找准合适位置扎进腹腔，缓慢放出腹水。在穿刺

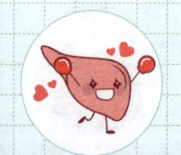

前，患者得排空膀胱，摆好正确体位，保障操作安全。

放液后的护理也不能马虎。患者要卧床休息一会儿，穿刺部位要保持清洁干燥，防止感染。医护人员还会密切观察患者的生命体征，像血压、心率、呼吸这些，要是患者出现头晕、心慌等不舒服的情况，得马上告诉医生处理哦。

• 腹水患者的日常护理与病情监测

腹水患者在日常生活中，护理和病情监测都得做到位。要多休息，避免劳累，休息时把脚稍微抬高一点儿，这样有助于下肢血液回流，减轻水肿。饮食上除了控制钠盐和水，营养也得跟上，要保证摄入富含蛋白质、维生素的食物，像鸡蛋、牛奶、新鲜蔬果等，给身体补充能量。

在病情监测方面，每天量量腹围，看看肚子有没有变大；称称体重，要是体重突然增加了，很可能是腹水又多了。同时，留意尿量和下肢水肿情况，发现异常及时去医院复查，方便医生调整治疗方案。

二、食管胃底静脉曲张破裂出血 —— 危险的"突发状况"

• 食管胃底静脉曲张的形成机制

食管胃底静脉曲张的出现，和肝硬化导致的门静脉高压密切相关。在正常情况下，肝脏和食管、胃底之间的血管系统运行顺畅，血液能正常回流到心脏。可肝硬化一来，门静脉压力升高了，就好比水管里水压太大，水流不顺畅了，血液没办法正常走原来的路回到心脏，那食管胃底的静脉就会扩张、迂曲，变得像

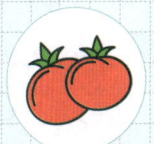

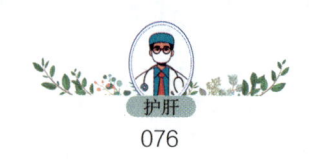

一条条扭曲的蚯蚓趴在管壁上，这就是静脉曲张。而且随着肝硬化加重，门静脉压力越来越高，这些静脉就越来越危险，管壁越来越薄，随时可能破裂出血。

- **食管胃底静脉曲张破裂出血的高危因素与预警信号**

那什么情况下容易引发出血呢？吃粗糙、坚硬的食物就是个常见"导火索"。像坚果、硬饼干这些，它们在经过食管时，很容易把曲张的静脉划破，一下子就会出血了。还有用力咳嗽、用力排便等增加腹压的动作，也可能让脆弱的静脉破裂出血。

> 大家要留意食管胃底静脉曲张破裂出血的预警信号，要是突然呕血，血可能是鲜红色的，也可能是像咖啡渣一样的暗红色，或者出现拉黑便的情况，这大概率就是食管胃底静脉曲张破裂出血了，得赶紧去医院，这可是消化道发出的"红色警报"，一刻都不能耽搁。

- **食管胃底静脉曲张破裂出血时的紧急处理与急救措施**

一旦发现食管胃底静脉曲张破裂出血，就必须争分夺秒采取措施。首先要让患者保持冷静，赶紧卧床休息，把头偏向一侧，这么做是为了防止呕血时血液呛到气管里，引发窒息，那可是非常危险的情况。然后立刻拨打急救电话，在等救护车来的过程中，如果患者清醒，可以让他含着冰块，冰块能让血管收缩，起到暂时止血的作用。到了医院后，医生会根据患者情况，快速输血、补液，补充血容量，毕竟出血会让身体失血，血压下降，得先稳住这个"大后方"。同时，还会采用内镜下止血的方法，比如用套扎术把出血的静脉扎住，或者注射硬化剂让血管闭合，止住出血。

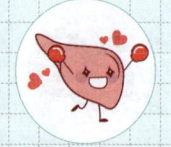

• 预防再次出血的医学方法

出血止住了也不能掉以轻心，得想办法预防再次出血。从药物方面来说，像普萘洛尔这类药，能降低门静脉压力，就像给那高压的"水管"松松劲儿，减少血管破裂的风险。

内镜治疗也是很重要的预防手段，除了前面说的在止血时用，还可以做组织胶注射，把曲张的静脉"粘住"，让它们更结实，不容易破裂。要是病情比较严重，药物和内镜治疗效果不理想，还可以考虑手术治疗，比如分流术或者断流术，通过改变血管走向或者阻断一些血管，从根本上降低门静脉压力，避免再次出血。

• 饮食与生活习惯调整建议

饮食和生活习惯的调整对预防出血至关重要。一定要避免吃粗糙、坚硬的食物，像鱼刺、骨头这些；吃饭要细嚼慢咽，把食物嚼得碎碎的再咽下去。平时别做剧烈运动，防止用力过猛增加腹压。还要保持大便通畅，要是便秘了，别硬拉，可以通过多吃蔬菜水果、喝点蜂蜜水等方法来润肠通便。

三、肝性脑病 —— 让人"迷糊"的并发症

• 肝性脑病的发病机制剖析

肝性脑病的发生，根源在于肝功能出了问题。咱们可以把肝脏想象成一个处理身体"垃圾"（各种代谢废物等）的"大工厂"，在正常情况下，它能把像氨这种有毒物质处理、分解掉，可当肝硬化时，肝脏这个"大工厂"运转不灵了，处理"垃圾"的能力下降，氨就没办法及时被处理，它们就像一群调皮的"小怪兽"，在身体里到处乱窜，最后跑到大脑里"捣乱"，影响大脑的正

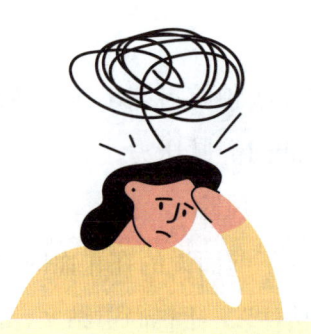

常功能，就引发了肝性脑病，让患者"迷糊"了。

• **不同阶段的临床表现**

肝性脑病有不同阶段，每个阶段的表现各有特点。

早期，患者可能只是出现轻微的性格改变，比如原本开朗的人变得沉默寡言了，或者原本温和的人变得容易发脾气了，还可能有一些行为异常，像乱写乱画、随地吐痰这些平时不会做的事儿，家属可能会觉得有点奇怪，但容易忽视。到了中期，患者意识开始模糊，反应变得迟钝，做啥事都是慢吞吞的，回答问题也常常答非所问，就好像脑子"短路"了一样。而晚期就更严重了，患者会陷入昏迷状态，对外界刺激基本没反应了，怎么叫都叫不醒。

• **诊断的专业方法**

要判断是不是肝性脑病，得靠专业的检查手段。血氨测定就是很重要的一项。在正常情况下血氨含量在一定范围内，如果血氨升高超过该范围，很可能就是肝脏处理不了氨，导致氨在体内蓄积了，这是诊断肝性脑病的一个重要线索。

脑电图检查也能帮忙判断。得了肝性脑病的患者，脑电图会出现特征性的改变，比如慢波增多等情况，医生会结合患者的临床表现、病史等多方面因素，综合判断是不是得了肝性脑病。

• **饮食调整和药物治疗的原理及应用**

治疗肝性脑病，饮食调整和药物治疗都很关键。饮食上要限制蛋白质摄入。为啥呢？因为蛋白质在肠道被分解后会产生氨，

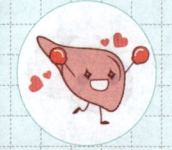

肝脏处理氨的能力已经不行了，吃太多蛋白质就会让氨更多，所以得根据病情选择合适的低蛋白饮食，等病情好转了再慢慢增加蛋白质摄入量。

乳果糖也是个"好帮手"，它能让肠道环境变成酸性，这样就能抑制肠道里产生氨的细菌生长，还能促进氨排到体外。用法就是口服，按医生嘱咐的次数和剂量服用就行。服用后要留意观察大便情况，看看有没有达到促进排便、减少氨吸收的效果。

● 患者家属应了解的护理要点

家属照顾肝性脑病患者可得细心，要密切观察患者的精神状态、意识情况，看看有没有新变化，比如原本清醒又迷糊了，或者迷糊程度加重了，这些都得及时告诉医生。

饮食方面，要按医嘱给患者准备合适的食物，督促患者按时吃药。同时，要维持患者的生活环境安静、整洁，避免刺激患者，让患者能好好休息，这对病情恢复也很有帮助。

四、肝肾综合征 —— 肝肾"同病"的难题

● 肝肾综合征的发病原理与病理特点

肝肾综合征的出现，是肝硬化晚期连累肾脏的结果。肝硬化导致身体血液循环紊乱了，有效循环血容量不足，就好像给肾脏"断粮"了一样，肾脏得不到足够的血液灌注，没办法正常工作了。而且，身体还会分泌一些血管活性物质，让肾脏的血管收缩，进一步减少了肾脏的血流量，肾脏的功能就会急剧下降，出现少尿或者无尿的情况，这就是肝肾综合征的发病原理。

从病理特点来讲，肾脏本身并没有器质性的病变，就是因

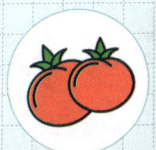

为血液供应不足，功能才受到影响，就像一台好好的机器，没油了也就转不动了。

• 早期诊断的线索与方法

> 那怎么早点发现肝肾综合征呢？尿量变化是个重要线索。如果患者原本尿量正常，突然减少了，每天尿量少于400 mL，那可得警惕了，很可能是肾脏出问题了。

血肌酐水平也是关键指标，在正常情况下血肌酐在一定范围内，如果它升高超过该范围了，说明肾脏的排泄功能受影响了，很可能是肝肾综合征在"作祟"。

医生还会做一些其他检查，比如肾脏超声，看看肾脏的形态、大小有没有变化。虽然在出现肝肾综合征时肾脏本身无器质性病变，但通过超声能辅助判断肾脏的血流情况等，综合这些就能尽早诊断出肝肾综合征。

• 主要治疗手段及适用情况

治疗肝肾综合征有不少办法，血管收缩剂是常用的一种，它就像个"小开关"，能让收缩的肾脏血管重新舒张开来，增加肾脏的血流量，让肾脏重新获得"粮食"，恢复工作。不过使用血管收缩剂得根据患者的具体情况来，得看看血压、心率这些指标，判断患者能不能耐受。

肾脏替代治疗也是一种办法，比如血液透析，就相当于给肾脏找了个"临时工"，当肾脏没办法正常排毒、排水的时候，血液透析能帮忙把身体里多余的水分、代谢废物过滤出去，维持身体内环境稳定。一般适用于病情比较严重，肾脏功能很差，靠其

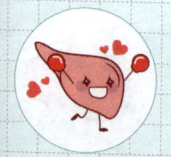

他办法恢复不过来的患者。

• 病情发展过程中的护理重点与注意事项

在肝肾综合征病情发展过程中，护理可不能大意。要密切观察患者的血压、心率这些生命体征，每天记录尿量变化，看看治疗后有没有改善。

饮食上，要控制水分和钠盐摄入，因为肾脏功能不好了，排水、排钠都困难，摄入过多容易加重水肿和高血压。另外，还要做好患者的皮肤护理，避免长时间压迫同一个部位，防止出现压力性损伤，毕竟患者身体比较虚弱，一旦发生压力性损伤，恢复起来就更难了。

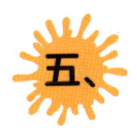

五、自发性细菌性腹膜炎——隐藏的"感染危机"

• 发病原因与感染途径解析

自发性细菌性腹膜炎的发生，和肝硬化患者身体抵抗力下降有很大关系。当肝硬化时，肠道的屏障功能变差了，原本老老实实待在肠道里的细菌就不安分了，它们容易穿过肠壁，跑到腹腔里"捣乱"，引发感染，这是最主要的发病原因。

而且，像腹腔穿刺、内镜检查这些医疗操作，如果消毒不严格，也可能把细菌带进腹腔里，导致感染。另外，腹水就像个"温床"，细菌在有腹水的腹腔里更容易繁殖，所以肝硬化腹水的患者更容易得自发性细菌性腹膜炎。

• 症状与体征的专业判断

得了自发性细菌性腹膜炎，身体会出现一些典型的症状和体征。肚子痛是常见的表现，一般是持续性的隐痛或者胀痛，疼痛程度因人而异，有的患者痛得轻，还能忍一忍，有的就痛得厉害，直不起腰来。

发热也是很典型的症状，体温常常会升高到38℃以上，同时还会觉得浑身没力气、没精神，就跟得了重感冒似的。从体征来看，肚子摸起来会有点硬，按压下去会疼，这是腹膜炎的重要体征表现。有的患者还可能出现恶心、呕吐等情况，这是因为炎症刺激了胃肠道，影响了正常的消化功能。

> 随着病情发展，如果没及时治疗，腹水会越来越多，肚子越来越胀，患者的精神状态也会越来越差，甚至出现意识模糊，这可就危险了。

● **专业的检查手段**

要确诊自发性细菌性腹膜炎，得靠专业的检查手段。

①腹水白细胞计数：在正常情况下，腹水里白细胞数量是有一定标准的，如果白细胞计数明显升高了，那很可能就是有炎症了。

②细菌培养：从腹水中抽取样本进行培养，看看能不能培养出致病菌，要是培养出来了，就能明确是哪种细菌在"捣乱"。另外，医生还会结合血常规检查，看看白细胞总数、中性粒细胞比例有没有升高，以及通过腹部超声等影像学检查，看看腹腔内有没有其他异常情况，综合这些检查结果，就能准确判断是不是得了自发性细菌性腹膜炎。

● **抗感染治疗的原则与疗程把控**

确诊后就得赶紧行抗感染治疗，这时候要根据药敏试验结果

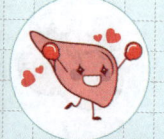

来选择合适的抗感染药物。药敏试验就像是给细菌做个"测试"，看看哪种药物对细菌最有效，然后用这种药去"精准打击"细菌，这样治疗效果才好。

用药的疗程也很关键，抗感染治疗得持续一段时间，不能症状一减轻就马上停药，得按照医生的嘱咐，把整个疗程走完，确保把细菌都消灭干净了，不然很容易复发。

- **预防复发的有效措施**

那怎么预防自发性细菌性腹膜炎复发呢？加强营养支持很重要，要保证患者摄入充足的营养，多吃富含蛋白质、维生素等营养物质的食物，像瘦肉、鱼类、新鲜的蔬菜水果等，让身体强壮起来，抵抗力提高了，细菌就没那么容易入侵了。

还要注意保持腹腔的清洁。对于有腹水的患者，如果需要做腹腔穿刺等操作，一定要严格消毒，避免细菌趁机进入腹腔。另外，维持肠道的正常功能也很关键，可以适当补充益生菌，调节肠道菌群，让肠道的屏障功能更好，减少细菌移位情况的发生。

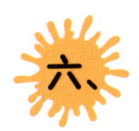

六、其他常见并发症也不容忽视

- **不同类型感染的特点与应对**

在乙肝相关肝硬化并发症里，像肺部感染、泌尿系统感染等不同类型的感染挺常见。

①肺部感染：患者常常会咳嗽、咳痰，痰可能是白色黏痰，也可能是黄色脓性痰，还会伴有发热、气喘、呼吸困难等症状。这主要是因为肝硬化患者身体抵抗力差，肺部容易被细菌、病毒

或者真菌这些病原体入侵。从医学角度来讲，病原体在进入呼吸道后，会在肺部引发炎症反应，刺激呼吸道黏膜，导致分泌物增多，就出现了咳痰的现象，同时炎症因子释放会引起发热，影响肺部通气和换气功能，进而造成气喘、呼吸困难。

应对肺部感染，一要依据病原体类型精准选用抗感染药物：要是细菌感染，就得用合适的抗生素；若是真菌感染，那就得用对应的抗真菌药了。这得通过痰液培养、药敏试验等专业检查来明确病原体及敏感药物。二要鼓励患者多咳嗽、咳痰，促进痰液排出。可以帮患者拍拍背，辅助痰液松动排出。三要让患者多休息，保证室内空气流通，创造利于恢复的环境。

②泌尿系统感染：患者一般会出现尿频、尿急、尿痛的症状，就是老想上厕所，每次尿量又不多，排尿时还会有刺痛感，有的还会伴有发热、腰痛等情况，这大多是因为细菌沿着尿路逆行进入泌尿系统，在尿路黏膜上大量繁殖，引发了炎症反应，刺激尿路感受器，所以出现这些不适症状。

在治疗前，首先要做尿液培养等检查，在明确病原体后使用对应的抗菌药物进行针对性治疗。同时，要嘱咐患者多喝水，多排尿，通过尿液的冲刷作用，能把尿路里的细菌和炎性分泌物等冲出去，减轻炎症，促进病情好转。

• 电解质紊乱的缘由、危害及纠正办法

电解质紊乱，像低钾血症、低钠血症这类情况在肝硬化患者中也不少见。那它们是怎么形成的呢？比如说使用利尿剂的时候，如果用量不当或者没有及时补充相应的电解质，就很容易导致低钾血症或者低钠血症。另外，患者食欲不好，钾、钠等电

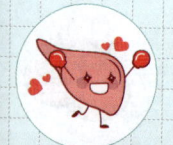

解质摄入不足，也会引发这种情况。

低钾血症危害可不小呀，从医学角度看，钾离子对维持神经肌肉的兴奋性、心脏正常节律等起着关键作用，在发生低钾血症时，患者可能会觉得浑身没力气，腿发软，严重的还会出现心律失常等心脏问题，影响心脏正常泵血功能。低钠血症同样不容忽视，钠参与维持细胞外渗透压和酸碱平衡等重要生理过程，在发生低钠血症时，患者会出现头晕、恶心、呕吐、精神萎靡等症状，影响身体的正常功能。

要纠正电解质紊乱，得根据具体情况来操作。如果患者低钾了，轻度的可以通过饮食补充，像香蕉、橙子、土豆等食物富含钾元素，可以适当多吃些。要是低钾比较严重，那就得在医生指导下口服或者静脉补钾了，但补钾时速度不能太快，要密切监测血钾水平，避免补钾过量引发高钾血症等新问题。对于低钠血症，同样要依据缺钠的程度，在医生安排下合理补充钠盐，同时持续监测血钠水平，保证补充量合适，避免补得过多或过少。

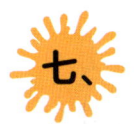

七、多种并发症的综合管理策略

当患者同时出现多种并发症的时候，综合管理就显得尤为重要了，这就好比要同时协调好多项任务一样，得有个科学合理的安排。

首先，要分清主次，判断哪些并发症是比较紧急、严重，会即刻威胁到患者生命安全的，比如食管胃底静脉曲张破裂出血，那肯定得优先处理，等情况稳定了，再去处理其他相对没那么急迫的并发症，像腹水、电解质紊乱这些。这需要医生凭借专业的医学知识和临床经验，综合评估患者的整体状况来做出决策。

其次，要考虑各种治疗方法之间会不会相互影响。比如有的药物在治疗一种并发症时，可能会加重另一种并发症，像某些利尿剂在排水的同时可能影响电解质平衡，导致低钾、低钠等情况加重，所以在用药过程中就得特别留意，根据患者的检查指标及时调整用药方案，避免顾此失彼。

最后就是要全面考虑患者身体的整体状况，包括年龄、营养状态、耐受能力等因素，制订出最适合患者的个体化管理方案，确保在应对多种并发症时，能最大限度地减轻患者痛苦，提高生活质量，让患者的身体功能尽可能维持在一个相对稳定的状态。

小结

在这一章节，我们学习了乙肝相关肝硬化并发症的应对方法。腹水、食管胃底静脉曲张破裂出血、肝性脑病等并发症严重威胁患者健康，每种并发症都有其独特的发病机制、症状和诊断方法。应对这些并发症，需要饮食控制、药物、手术等多种治疗方法相结合，同时患者和家属也要做好日常护理和病情监测。了解这些知识，能让患者和家属在面对并发症时更有信心，积极配合治疗；从多方面入手，减轻患者痛苦，提高患者的生活质量，更好地应对乙肝相关肝硬化带来的挑战。

互动思考

面对这么多并发症，患者和家属在护理过程中可能会感到压力很大，你有什么建议可以帮助他们缓解压力，更好地应对呢？

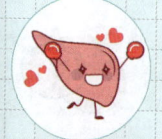

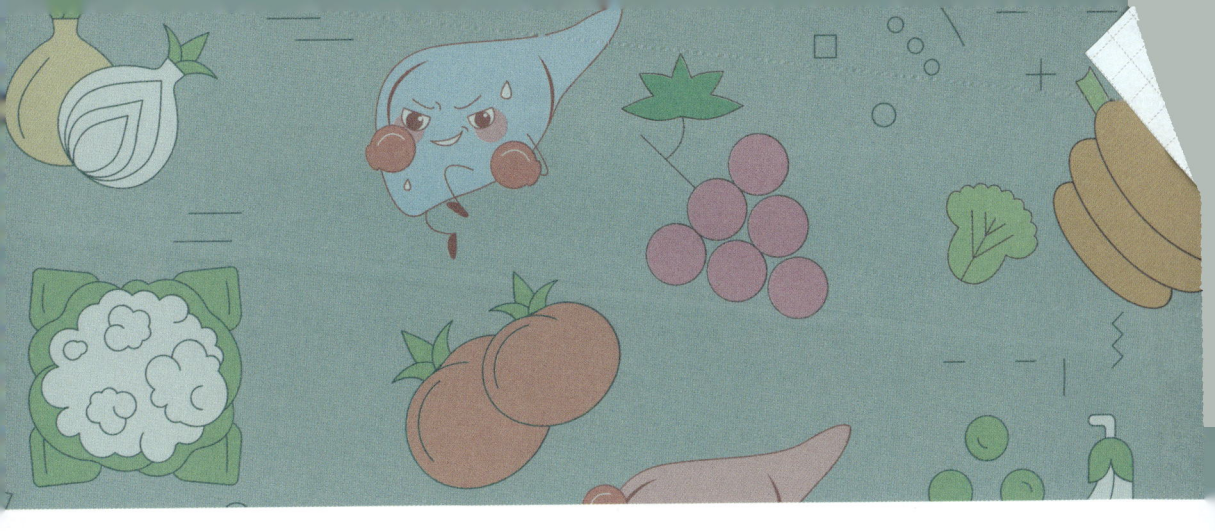

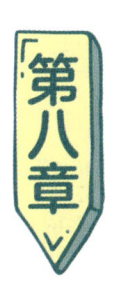

第八章 饮食与健康
——乙肝与肝硬化患者的饮食建议

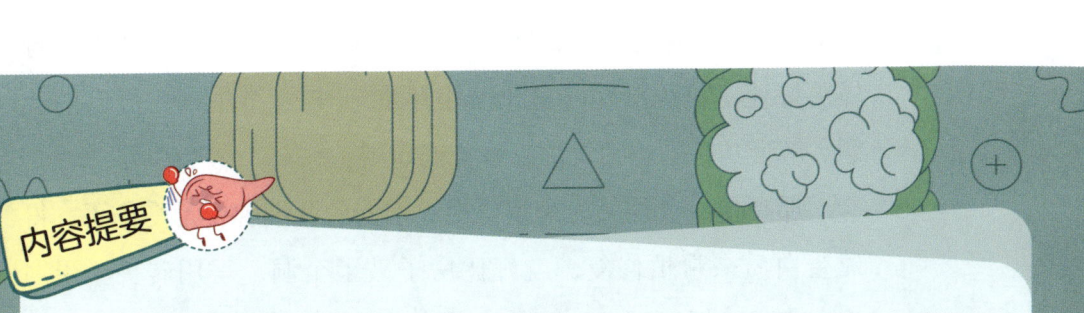

内容提要

饮食在乙肝与肝硬化的治疗和康复中起着重要作用。本章针对乙肝患者，建议多补充维生素、蛋白质，适量摄入碳水化合物和脂肪，并选择优质脂肪。对于肝硬化患者，根据不同并发症给出具体饮食建议，如建议腹水患者采取低盐饮食，食管胃底静脉曲张患者避免吃坚硬食物，肝性脑病患者应合理控制蛋白质摄入量。此外，还提醒患者避开饮食禁忌和误区，让饮食成为对抗疾病的有力帮手。

在对抗乙肝及肝硬化的漫长旅程中，饮食就像是我们手中的一件秘密武器，用好了能帮大忙！接下来咱们就来好好聊聊乙肝患者和肝硬化患者在饮食方面都有哪些讲究，怎么吃才能让身体更舒服，更好地对抗疾病。

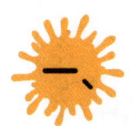

一、乙肝患者的饮食：打好"营养保卫战"

• 维生素、蛋白质：身体的"活力小卫士"

咱们先来说说高维生素、高蛋白饮食对乙肝相关肝硬化患者为啥这么重要吧。大家可以把咱们的身体想象成一个超级大工厂，而维生素，就像是工厂里那些小小的螺丝钉，虽然不起眼，可少了它们，整个工厂的运转都会出问题！维生素能参与身体里很多重要的代谢过程，像维生素C能增强免疫力，帮助咱们的身体更好地对抗乙肝病毒这个"小坏蛋"；B族维生素对肝脏的代谢、解毒功能的正常发挥起着关键作用。

那高蛋白食物又为啥重要呢？咱们的肝细胞要是受伤了，得靠蛋白质来帮忙修复，就好比房子破了个洞，得用砖头（蛋白质）去补一样。而且，蛋白质还能增强咱们身体的抵抗力，让咱们在面对乙肝病毒的时候，有更强大的战斗力。

那这些好东西都藏在哪儿呢？富含维生素的食物可多啦！像新鲜的水果，如橙子、草莓、猕猴桃等，那可都是维生素C的"大户"，吃

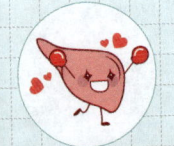

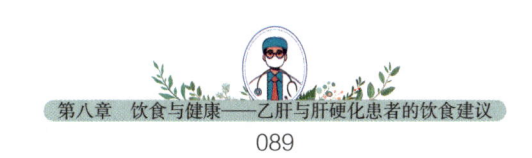

起来酸酸甜甜的，既能解馋又对身体好。还有各种绿叶蔬菜，如菠菜、西蓝花之类的，它们富含多种维生素，就像一个个小小的营养宝库。

高蛋白的食物，首推就是鸡蛋，鸡蛋里的蛋白质可是优质蛋白，人体吸收起来特别容易，每天吃一两个鸡蛋，就能给身体补充不少营养。还有牛奶，它不光含有丰富的蛋白质，还富含钙，对咱们的骨骼也好。另外，瘦肉、鱼肉也是很棒的选择，鱼肉里的脂肪还大多是不饱和脂肪，对身体有益。

• 碳水化合物：选对"能量小助手"

说完了维生素和蛋白质，咱们再聊聊碳水化合物。碳水化合物就像是身体的"燃料"，能给咱们提供能量，让咱们有力气去做各种事儿。不过，乙肝患者摄入碳水化合物可得讲究个适量。

要是碳水化合物吃太多了，身体里多余的碳水化合物就会转化成脂肪储存起来，这可就加重肝脏的负担了，本来肝脏就在和乙肝病毒"战斗"，这下还得处理这些多余的脂肪，多累呀。可要是吃得太少，身体又没能量了，也不行。

那怎么选合适的碳水化合物？像精细的白面包、白米饭这些，虽然吃起来口感好，但是它们消化吸收太快了，容易让血糖一下子升得很高，对身体不太好。咱们可以多选择一些粗粮，比如玉米、燕麦、红薯这些，它们富含膳食纤维，消化吸收相对慢一些，能让血糖更平稳，而且还能促进肠道蠕

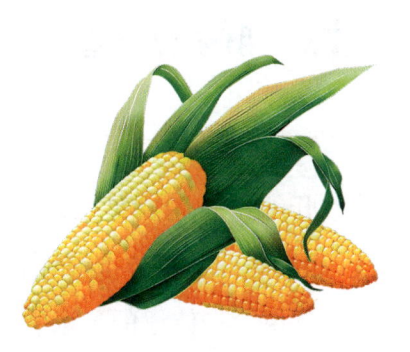

动，帮助排出身体里的毒素，对乙肝患者来说是很不错的选择。

● 脂肪：挑好"健康小帮手"

脂肪就像一把双刃剑，适量的好脂肪能给咱们身体提供能量、保护内脏器官，可要是吃多了或者吃的都是不好的脂肪，那可就麻烦了。

对于乙肝患者来说，得限制一下脂肪的摄入量。因为肝脏处理脂肪的能力可能因为乙肝病毒的影响有点下降了，吃太多脂肪容易让脂肪在肝脏里堆积，形成脂肪肝，这就相当于给肝脏又添了个"小麻烦"。

不过，不是所有的脂肪都要拒绝，像不饱和脂肪就是咱们可以选择的优质脂肪。比如说橄榄油，它富含单不饱和脂肪酸，用于炒菜、做凉拌菜都很不错，既能让饭菜变得更美味，又对身体好。还有从鱼身上提取出来的鱼油，里面的不饱和脂肪酸对咱们的心脑血管都有益处，乙肝患者可以适当吃一些含有鱼油的保健品或者多吃点深海鱼，这样就能在控制脂肪摄入量的同时，给身体补充优质的脂肪。

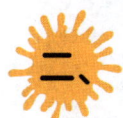

二、肝硬化患者的饮食：特殊需求要记牢

● 腹水患者：低盐饮食"小妙招"

肝硬化患者要是出现了腹水，那在饮食上就得格外注意低盐。为啥要低盐呢？这是因为盐吃多了，身体就会留住更多的水分，就像给身体里的"水袋子"使劲灌水一样，腹水就会越来越多，肚子变得越来越大，人也会越来越难受。

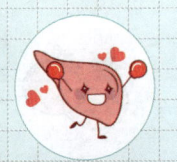

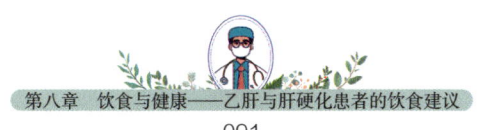

那到底要吃多少盐才合适？一般来说，每天的盐摄入量最好控制在 2 g 左右，这可比咱们平时做菜放的盐少多啦。可能刚开始会觉得饭菜没味道，不过慢慢习惯就好了。

> 给大家举个低盐食谱的例子：早餐可以喝一碗小米粥，粥里可以加点红枣增加甜味，再吃个水煮蛋，这样既有碳水化合物提供能量，又有蛋白质补充营养；午餐呢，吃清蒸鱼，鱼本身富含优质蛋白，清蒸的做法也不用放太多盐，搭配上清炒时蔬，像炒白菜、炒豆角之类的，用少量的橄榄油和一点点盐调味就行；晚餐可以煮点蔬菜、面条，少放点盐，再配上一份凉拌黄瓜，清爽又健康。按照这样的食谱吃，既能保证营养，又能控制盐的摄入量，对腹水患者很有帮助。

● 食管胃底静脉曲张患者：远离"硬家伙"

要是肝硬化患者有食管胃底静脉曲张的情况，那吃饭可得小心翼翼哦，特别是要避免吃那些坚硬的食物。大家想想，那些曲张的静脉就像一根根脆弱的"小管"，长在食管和胃底的壁上，要是吃了硬邦邦的东西，像坚果这些，它们在经过食管的时候，很容易就把这些"小管"给划破了，一旦划破，那可就会引发大出血。这可太危险了，就像家里的水管破了，水"哗哗"地往外流一样，止都止不住。

所以，这类患者要吃软乎、好消化的食物，像豆腐，软软嫩嫩，入口即化，营养还丰富；还有蒸蛋羹，滑滑的，吃起来不费劲儿，也能补充蛋白质。吃饭的时候，也要细嚼慢咽，把食物嚼得碎碎的再咽下去，这样就能减少对食管和胃底静脉的刺激，让它们不至于"闹脾气"出血。

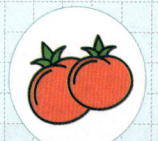

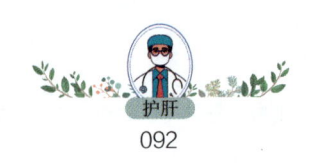

●肝性脑病患者：调整蛋白质"小诀窍"

对于肝性脑病患者来说，蛋白质的摄入量可得好好调整了。咱们前面说过，蛋白质在肠道里被分解后会产生氨，在正常情况下肝脏能把氨处理掉，可肝性脑病患者的肝脏功能不行了，处理氨的能力下降了，要是吃太多蛋白质，那氨在身体里就会越积越多，就像垃圾堆满了没人清理一样，这些氨跑到大脑里"捣乱"，会让患者变迷糊。

所以，得根据患者的病情来调整蛋白质的摄入量。在病情比较严重的时候，要严格限制蛋白质的摄入量，选择那些含支链氨基酸比较多的植物蛋白，像大豆蛋白就是个不错的选择，它产生的氨相对少一些，而且还能补充身体所需的营养。等病情慢慢稳定了，再逐渐增加一些优质动物蛋白食物，比如鸡肉、鱼肉这些，不过也得控制量，不能一下子吃太多。

> 比如，刚开始可以每天给患者吃一点豆腐、喝少量的豆浆，等过段时间，情况好转了，再给患者做个清蒸鸡肉丸子，把鸡肉剁得细细的，做成软软的丸子，这样既好消化，又能补充适量的蛋白质。

三、饮食禁忌与误区：别踩这些"雷"

这些食物千万别碰！

乙肝患者和肝硬化患者，有一些食物最好别碰，这可都是有原因的。

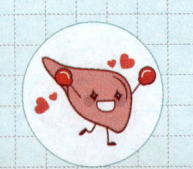

首先就是酒，不管是白酒、啤酒还是红酒，统统都不能喝！酒精进入身体后，大部分都得靠肝脏来代谢，它的代谢产物对肝细胞可是有很强的毒性，就像一群小虫子在啃咬肝细胞一样，本来乙肝患者和肝硬化患者的肝脏就已经很脆弱了，再被酒精这么一折腾，病情肯定会加重。

还有那些油炸、油煎的食物，像炸鸡、炸薯条这些，它们不仅脂肪含量高，而且在高温油炸的过程中，还会产生一些对身体有害的物质，吃了容易加重肝脏的负担，让肝脏"喘不过气"来。

另外，辛辣刺激的食物也要少吃，比如辣椒、花椒这些，吃多了容易刺激胃肠道，引起胃肠道的不适，像胃痛、腹泻这些，而咱们的肝脏和胃肠道可是"好邻居"，胃肠道不舒服了，也会影响肝脏的正常功能。

腌制食品也不太好，像咸菜、腊肉这些，它们里面含有比较多的亚硝酸盐，亚硝酸盐在身体里可能会转化成亚硝胺，这可是个致癌物，对身体健康危害很大，尤其是对肝脏已经受损的患者来说，更要远离。

这些误区快躲开！

在饮食方面，不少患者和家属容易走进一些误区，咱们得把这些误区给找出来，然后纠正过来。

▶ 误区一：盲目过度进补

好多人觉得生病了就得吃各种补品，什么人参、鹿茸、燕窝一股脑儿地往肚子里塞，觉得这样就能让身体快点好起来。其实，对于乙肝和肝硬化患者来说，这样做可不一定好。这些补品虽然营养丰富，但是它们往往比较滋腻，不容易被身体消化吸收，吃多了反而会加重胃肠道和肝脏的负担。就好比一辆小马车，本来就拉着很重的东西（疾病带来的负担）了，再往上面使劲加东西（过度进补），那马车肯定走不动。

> 正确的做法是根据自己的身体状况，合理选择食物，保证营养均衡就行，没必要追求那些昂贵又不好消化的补品。

▶ 误区二：忽视食物适量原则

还有个误区就是觉得只要是对肝脏好的食物，就可以使劲儿吃，不控制量。比如说前面提到的富含维生素的水果，虽然它们对身体有益，可要是吃太多了，也会有问题。像吃太多橘子，可能会导致皮肤发黄，因为橘子里含有丰富的胡萝卜素，吃多了身体代谢不过来，就会出现这种情况。

> 不管吃什么食物，都得讲究个适量，不能走极端。

▶ 误区三：依赖营养补充剂

咱们先回过头看看乙肝患者饮食里高维生素、高蛋白那块儿。有的患者可能会觉得，那我每天光吃维生素和蛋白粉不就行了，多方便呀。其实，这可不对。虽然维生素和蛋白粉能补充一部分营养，但是它们可代替不了天然食物里的营养。天然食物里除了有咱们知道的这些维生素、蛋白质，还有好多其他的营养成分，像膳食纤维、矿物质这些，它们相互配合，才能让咱们的身体更好地吸收利用这些营养。就好比一个团队，光有几个主力队员可不行，还得有其他辅助队员一起配合，才能发挥出最大的作用。

> 尽量通过吃各种各样的天然食物来补充营养。

▶ 误区四：错误把控盐分摄入

说说肝硬化腹水患者的低盐饮食吧。有的患者觉得，那我做菜的时候少放盐，但是可以多放点酱油、蚝油这些调味品来提味。这可就大错特错了，大家可能不知道，这些调味品里其实也含有不少盐分，放多了一样会让身体摄入过多的盐，导致腹水加重。

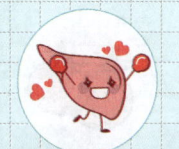

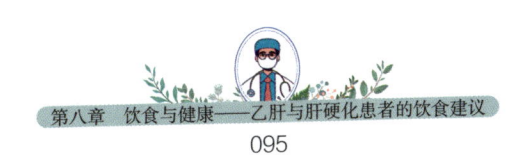

👍 **在控制盐摄入量的时候，这些调味品也得少用才行。**

▶ 误区五：忽略食物温度影响

食管胃底静脉曲张患者在吃饭的时候，除了要注意不吃坚硬食物，还要注意食物的温度。太烫的食物也容易损伤食管和胃底的黏膜，让那些曲张的静脉变得更危险。

👍 **正确的做法是等食物稍微凉一点儿再吃，这样能更好地保护咱们的食管和胃底。**

▶ 误区六：忽视食物成分暗藏的玄机

有些加工食品里可能含有隐藏的蛋白质成分，要是不注意，一不小心就可能让患者摄入过多的蛋白质了。比如说一些火腿肠、肉松之类的加工食品，虽然吃起来方便，但是里面的蛋白质含量可不低，要谨慎选择。

👍 **家属在给患者准备食物的时候，可得仔细看看食物的成分表。**

▶ 误区七：心存侥幸破禁忌

在饮食禁忌那块儿，有些患者觉得偶尔吃一点儿不该吃的食物应该没关系，就像偶尔喝一口酒，或者吃一点油炸食品。可大家要知道，咱们的肝脏本来就很脆弱，哪怕是一点点的"伤害"，都可能让病情出现反复。就像盖房子，本来房子就有点摇摇欲坠了（肝脏受损了），再去稍微推一下（吃不该吃的食物），那房子可能就塌了（病情加重了）。

👍 **一定要严格遵守饮食禁忌，可不能心存侥幸。**

▶ 误区八：盲目跟风他人经验

在纠正饮食误区方面，还有个事儿得提醒大家，就是不要盲目跟风别人的饮食经验。每个人的身体情况不一样，适合别人的不一定适合自己。比如说有的患者听说吃某种野菜对肝脏好，就跟着去吃，也不管自己能不能消化，会不会过敏，这可不行。

> 👍 一定要在医生或者专业营养师的指导下，制订适合自己的饮食计划，这样才能吃得放心，对身体也好。

小结

本章围绕乙肝与肝硬化患者的饮食展开。乙肝与肝硬化患者在饮食上要注重营养均衡，多补充维生素、蛋白质，适量摄入碳水化合物和脂肪，选择优质脂肪；根据不同并发症调整饮食，如腹水患者要采取低盐饮食，食管胃底静脉曲张患者避免吃坚硬食物，肝性脑病患者应合理控制蛋白质摄入量。此外，患者还要避开饮食禁忌和误区。合理饮食对患者病情控制十分关键，患者应遵循这些饮食建议，让饮食成为对抗疾病的有力帮手，更好地促进身体恢复。

互动思考

你能想到哪些既符合上述饮食建议又美味可口的食物呢？在实际生活中，如何帮助患者克服饮食上的困难，坚持健康饮食呢？

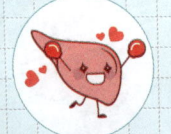

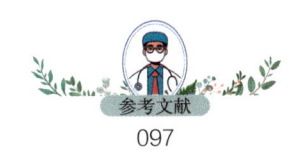

参考文献

[1] 吴东波，陈恩强，白浪，等.肝穿刺活组织检查及病理学诊断中的相关技术及应用[J].临床肝胆病杂志，2018，34（11）：2295-2299.

[2] 郭晓玲，贾战生，张静.中药逆转肝纤维化的分子机制[J].临床肝胆病杂志，2025，41（1）：170-175.

[3] 吴伟，王娜，文彬.中医药干预肝星状细胞活化相关机制的研究进展[J].中医学，2025，14（3）：1014-1020.

[4] 包媛媛，潘燚琪，麦筱莉.磁共振成像技术在肝纤维化分级诊断中的研究进展[J].磁共振成像，2025，16（3）：196-200.

[5] 郝志成，王钰，杨勇，等.血清CHI3L1在肝纤维化中的研究进展[J].医学综述，2025，31（11）：1307-1312.

[6] 杨毅，周燕，董俊飞，等.慢性病毒性肝炎患者FibroScan弹性值改变及其与肝纤维化进展的关系[J].中国医师杂志，2025，27（5）：764-767.

[7] 张甜静.代偿期乙肝肝硬化抗病毒治疗的研究进展[J].临床医学进展，2024，14（4）：41-46.

[8] 孙亚朦，贾继东.慢性乙型肝炎抗病毒治疗后肝纤维化逆转的病理定性评估[J].临床肝胆病杂志，2017，33（7）：1217.

[9] 杨谨，揭丽.肝纤维化的危害及可能造成的后果[J].肝博士，2010，1：16-17.

[10] 刘成海.肝纤维化的常见原因与危害[J].肝博士，2018，5：30-31.

[11] 何玉梅，伍丽萍，王治铭，等.肝硬化营养支持的研究进展

[J]．临床肝胆病杂志，2022，38（12）：2846-2849．

[12]李雅欣，丁惠国．人血白蛋白在肝硬化及其并发症中的应用[J]．临床肝胆病杂志，2025，41（3）：409-414．

[13]董来春，齐国娟，桂子洋，等．急诊胃镜在肝硬化食管胃静脉曲张出血中的治疗进展[J]．现代医学与健康研究电子杂志，2025，9（8）：134-138．

[14]丁晓东，范建高．重视肝硬化并发症的预防和治疗[J]．胃肠病学和肝病学杂志，2009，18（4）：279-281．

[15]冯丽娟，贾继东．关于肝硬化并发症诊治的共识与争议[J]．肝脏，2022，27（1）：4-8．

[16] ZHOU J, WANG F D, LI L Q, et al. Antiviral Therapy Favors a Lower Risk of Liver Cirrhosis in HBeAg-negative Chronic Hepatitis B with Normal Alanine Transaminase and HBV DNA Positivity [J]. J Clin Transl Hepatol, 2023, 11（7）: 1465-1475.

[17]冯文娟，周宁，汪雨露，等．肝硬化并发门静脉血栓的危险因素与防护策略[J]．临床肝胆病杂志，2024，40（1）：169-174．

[18]张璐，袁浩，郭庆红．肝硬化并发症肠道微生态的研究现状[J]．现代消化及介入诊疗，2023，28（11）：1448-1451．

[19]冯丽娟，王宇，贾继东．肝硬化常见并发症的临床管理[J]．肝脏，2023，28（1）：13-16．

[20]谭冰倩，刘铭，刘赞，等．肝硬化患者饮食管理及影响因素的研究进展[J]．中西医结合肝病杂志，2025，35（5）：651-655．

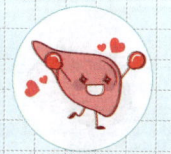

结语

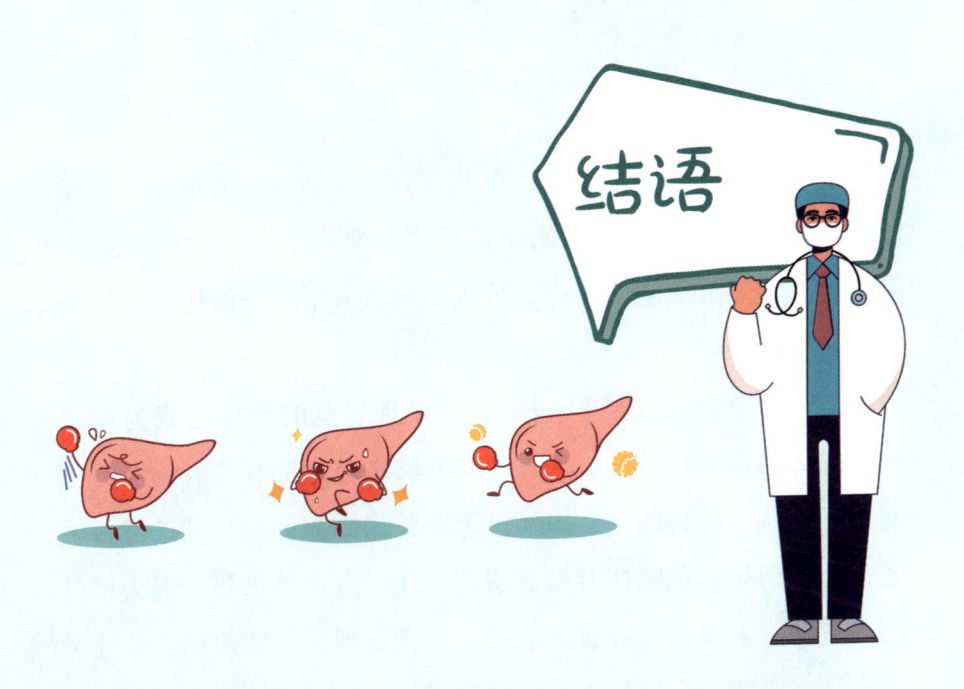

在医学的广袤领域中，乙肝相关肝硬化犹如一座复杂且充满挑战的高峰，我们一路走来，深入探索了其疾病根源、诊断方法、治疗策略、并发症的应对及饮食调养等各个关键方面。此刻，让我们稍作停歇，再次梳理那些至关重要的知识点，深入领悟其对健康的重要意义，并切实将这些知识转化为守护肝脏健康的实际行动。

乙肝病毒的入侵，堪称引发肝硬化的危险开端。它如同一个隐匿的"破坏者"，在肝脏内持续复制，悄无声息地损害肝脏的正常结构和功能，逐步侵蚀着肝脏的健康。因此，预防乙肝病毒感染成为守护肝脏健康的关键防线。积极接种乙肝疫苗是极为有效的预防手段，它能激发人体免疫系统，使其在面对乙肝病毒威胁时迅速启动防御机制，有效抵御乙肝病毒的侵袭。在日常生活中，我们必须时刻保持警惕，避免可能导致血液传播的高危行为，比如减少不必要的注射和输血，不与他人共用牙刷、剃须刀

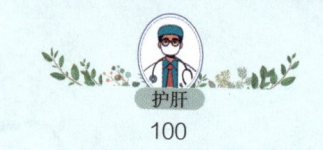

等可能造成血液接触的物品；在性行为中正确使用避孕套，加强防护；对于携带乙肝病毒的孕妇，更要严格遵循医生的专业指导，切实做好母婴阻断工作，从各个细节入手，全面切断乙肝病毒的传播途径。

倘若不幸感染了乙肝病毒，及时且规范的治疗便成为控制病情发展的核心环节。抗病毒药物能够精准地抑制乙肝病毒的复制，有效减轻肝脏的炎症损伤，为肝脏的修复创造有利条件。患者务必严格按照医嘱按时按量服药，这一点至关重要，因为擅自停药或随意更改剂量极有可能引发病毒反弹，导致前期的治疗付诸东流。同时，定期复查也是治疗过程中不可或缺的一环。通过监测肝功能、乙肝病毒载量等关键指标，医生能够及时掌握病情的动态变化，从而科学合理地调整治疗方案，确保治疗的有效性和安全性。

抗纤维化治疗在乙肝相关肝硬化的治疗中占据着重要地位。由于肝脏长期遭受乙肝病毒的侵害，纤维组织会不断增生，进而影响肝脏的正常功能。复方鳖甲软肝片、安络化纤丸、扶正化瘀胶囊等抗纤维化药物，能够抑制纤维组织的过度增生，促进已形成的纤维组织降解，改善肝脏的质地，延缓病情的恶化进程。部分西药，如维生素E等抗氧化剂，也可通过抑制氧化应激反应，间接发挥抗纤维化的作用。在实际治疗过程中，医生会根据患者的具体病情，综合考虑多种因素，合理选用抗纤维化药物，帮助患者改善肝脏状况，提高生活质量。

健康的生活方式在乙肝相关肝硬化的防治中发挥着不可替代的作用。充足的睡眠能帮助肝脏自我修复，每天保证7~8小时的高质量睡眠，能够让疲惫的肝脏得到充分的休息和修复。合理饮

结语

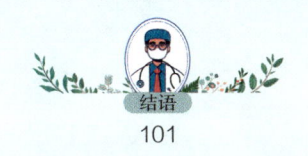

食则是滋养肝脏的关键所在，乙肝患者应多摄入富含高维生素、高蛋白的食物，如新鲜的蔬菜水果、鸡蛋、牛奶等，为肝细胞的修复和再生提供充足的营养支持；选择粗粮作为碳水化合物的主要来源，有助于维持血糖的稳定，减轻肝脏的代谢负担。对于肝硬化患者而言，还需根据不同的并发症对饮食进行相应调整，例如腹水患者要严格控制钠盐的摄入；食管胃底静脉曲张患者需避免食用坚硬食物，以防划破血管导致出血；肝性脑病患者则要合理调整蛋白质的摄入量。适度的运动能够促进血液循环和身体的新陈代谢，增强体质，但要注意把握运动强度，避免过度劳累。此外，保持积极乐观的心态同样重要，负面情绪会干扰人体的内分泌和免疫系统，对肝脏健康产生不利影响，因此患者应学会调整心态，保持良好的精神状态。

面对乙肝相关肝硬化可能引发的腹水、食管胃底静脉曲张破裂出血、肝性脑病等严重并发症，我们绝不能掉以轻心，要时刻保持警惕。熟悉这些并发症的早期症状和预警信号，有助于我们及时察觉病情的变化。患者和家属在日常生活中应密切关注患者身体的细微变化，比如腹水患者要留意腹围、体重及下肢水肿的情况；食管胃底静脉曲张患者要关注是否出现呕血、黑便等症状；肝性脑病患者则要注意精神状态和行为举止的改变。一旦发现异常，应立即就医，抓住最佳的治疗时机，防止病情进一步恶化。

乙肝相关肝硬化虽然是一种严重威胁健康的疾病，但并非不可战胜。只要我们秉持科学严谨的态度，积极主动地采取预防措施，坚定不移地配合规范治疗，持之以恒地保持健康的生活方式，就一定能够有效降低疾病的发生风险，延缓病情的发展进程，显著提高生活质量，重新拥抱健康美好的生活。让我们携手并肩，以知识作为有力的武器，以行动作为坚实的保障，为肝脏健康筑起一道坚固的防线，共同迈向充满活力与希望的健康未来。

我衷心期待能与你携手，在对抗乙肝相关肝硬化的漫长征程中并肩探索、共同奋进。让我们一起见证更多患者战胜疾病、重获健康的动人时刻，为更多人带来希望的曙光与康复的力量。

> 我们高度重视每一位读者的感受与想法。无论你对本书内容有何独到见解，或是想要分享自己的亲身经历，又或是心中存在疑问，都欢迎你通过电子邮箱 chenenqiang@scu.edu.cn 与我们交流，也可以关注微信公众号"华西陈恩强"与我们互动。你的每一条消息对我来说都无比珍贵，它们是激励我们不断前行的强大动力。